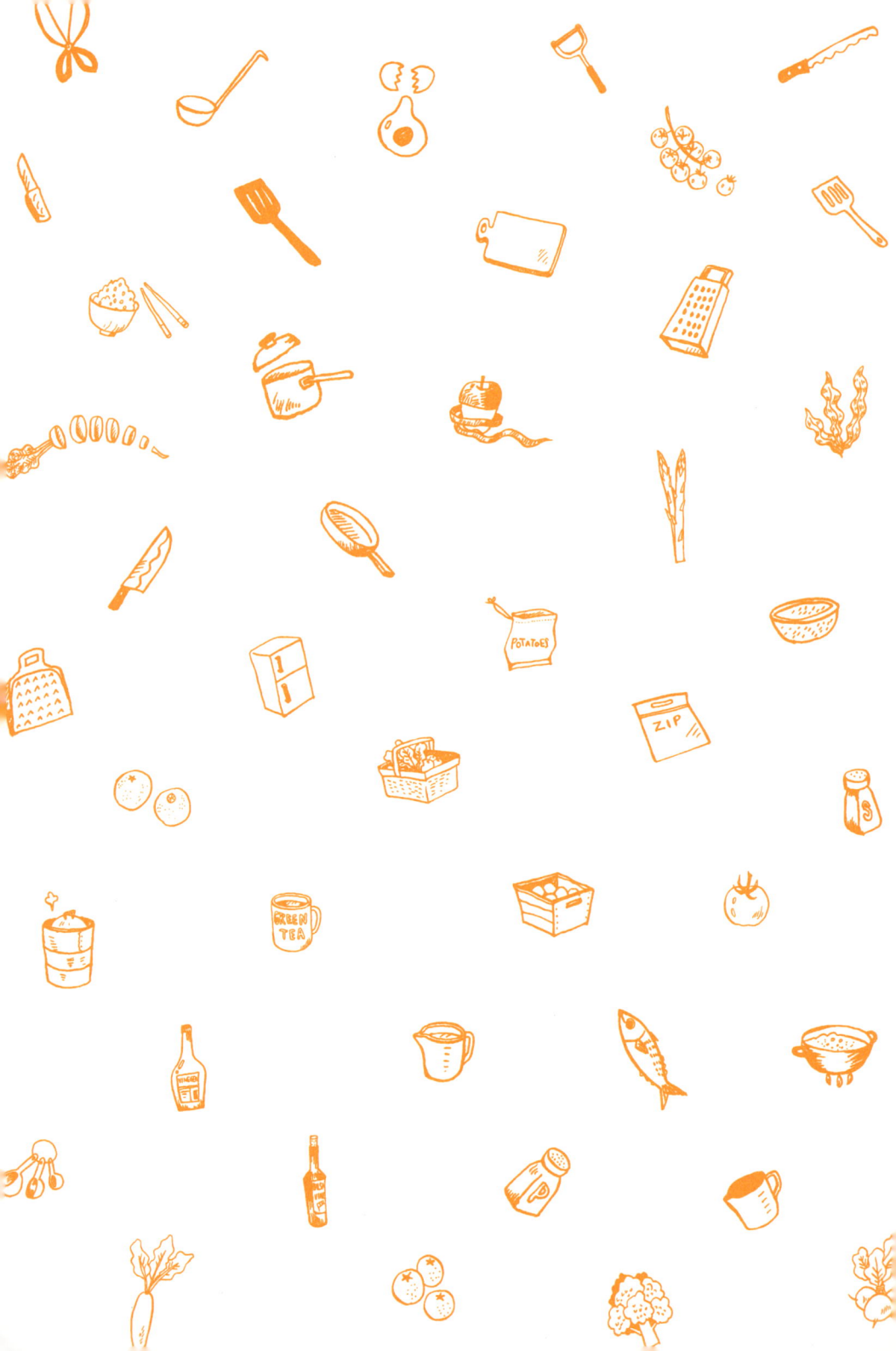

その調理、9割の栄養捨ててます！

世界文化社

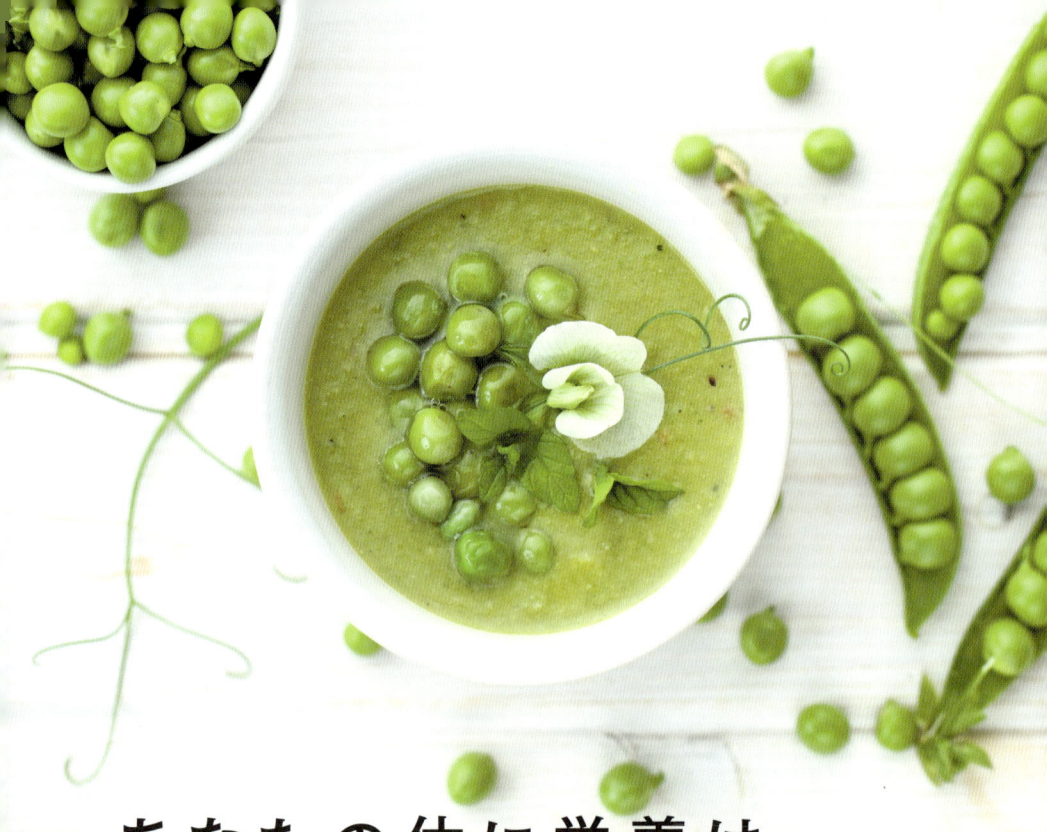

あなたの体に栄養は
行き届いていますか?

（ 毎日しっかり食べていても予期せぬ栄養ロスに！ ）

「毎日しっかり食べているけれど、どうも最近ちょっと疲れ気味…」。という人は、もしかしたら、栄養ロスからくる「隠れ栄養失調」かもしれません。例えば、毎日、野菜はとっているつもりでも、それが『しっかり体に届く調理』になっていますか？　カロリーはあっても、肝心な栄養を活かした調理になっていなかったり、栄養素同士がサポートできるバランスになっていない場合が多いのです。体をつくるタン

パク質や、ビタミンなどは糖質以上にしっかり体に届かないと体は快適に機能しません。

　厚生労働省によれば、すでに20代で、ほとんどのビタミンやミネラルが3〜5割も下回っています。しかも、栄養の吸収率は年齢を重ねるほどに下がるため、ますます「体に届く栄養素」と「吸収率」が大事になるのです。その後の体にも大きな影響を及ぼします。

※栄養の吸収率はおおよその目安で、個人差があります。

\ 実は、食べたつもり!? /
年代別　栄養吸収率の変化

食べたつもりでも「身になっていない？」知らずにいると怖い、年代別吸収率をチェック！

ビタミンの 吸収率

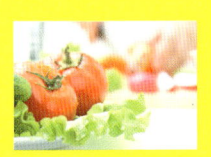

ビタミンは種類によって吸収率に差が。体内でも2、3時間で体外に排出されてしまいます。20歳をピークに、その後40〜60代では20〜30％に低下。

カルシウムの 吸収率

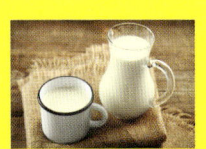

カルシウムは体への吸収が難しい栄養素のひとつ。10代でも40％、20〜30代で30％、40〜50代で20％、60代になるとたった10％に下がってしまいます。

糖質の 吸収率

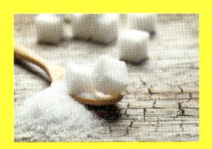

比較的効率よく吸収される糖質は年代でそれほど差が出ません。加齢にともない基礎代謝が落ちているのに以前と同じ様に食べるとそのまま肥満の原因に。

アミノ酸の 吸収率

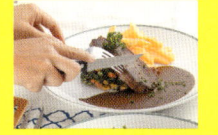

体をつくる材料となるタンパク質は、加齢によって基礎代謝量が減ることで吸収率も大幅ダウン！　40代以上では30％以下にまで下がってしまいます。

30%に低下　　**20%**に低下　　**肥満**の原因に　　**30%**以下に

10年×20年×30年…
隠れ栄養失調状態が
続くとどうなるの⁉

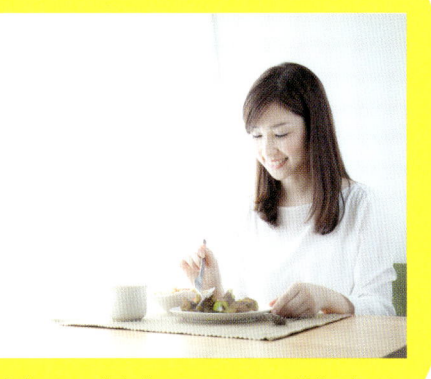

1日、2日の栄養ロスでは影響は出ずとも、習慣的に続くと、将来的に健康バランスや寿命にも関わる、大きな負のスパイラルができてしまうんです。20代から年齢とともに吸収率も変わります。効率よくしっかり、食材の栄養が体に行きわたるように食べるのが得する食べ方です。

※本書における数字データはおおよその平均的目安です。
野菜個々の大きさや季節によって多少の誤差があります。

どうせ食べるなら、ムダなく栄養を摂らなきゃ損！

野菜の栄養素が昔より激減しているって知っていましたか？

実は、今の日本人の7割は野菜不足だといわれています。その上、例えば一般に販売されているほうれん草のビタミンCは、50年前に比べてほぼ1/3、鉄分は1/6以下にまで低下しています。ビタミンやミネラルが減少した原因のひとつには大量生産による土壌のミネラルが減っていることも影響しています。また野菜だけでなく、精製技術が上がったことで、米などの穀類の栄養も減っています。

野菜不足に加え、食材の栄養価が下がりつつあるため、これは例えば、ほうれん草でいえば、50年前は1わでOKだったものを、昔と同じ栄養価を摂取するためには、今では3わ必要ということになるのです。

食材の栄養価も変わっている今だからこそ、食材の栄養を逃がさず、効率よく食べることが大きな意味を持ちます。

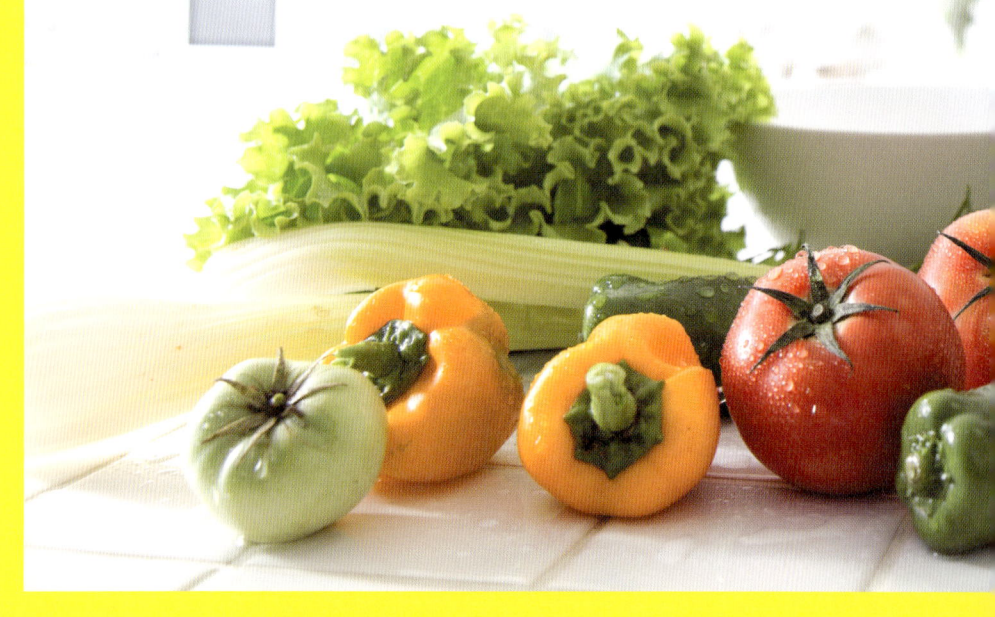

野菜の栄養のはなし

1950年と2005年の栄養成分を比較すると最大で8割以上減少しているものも！

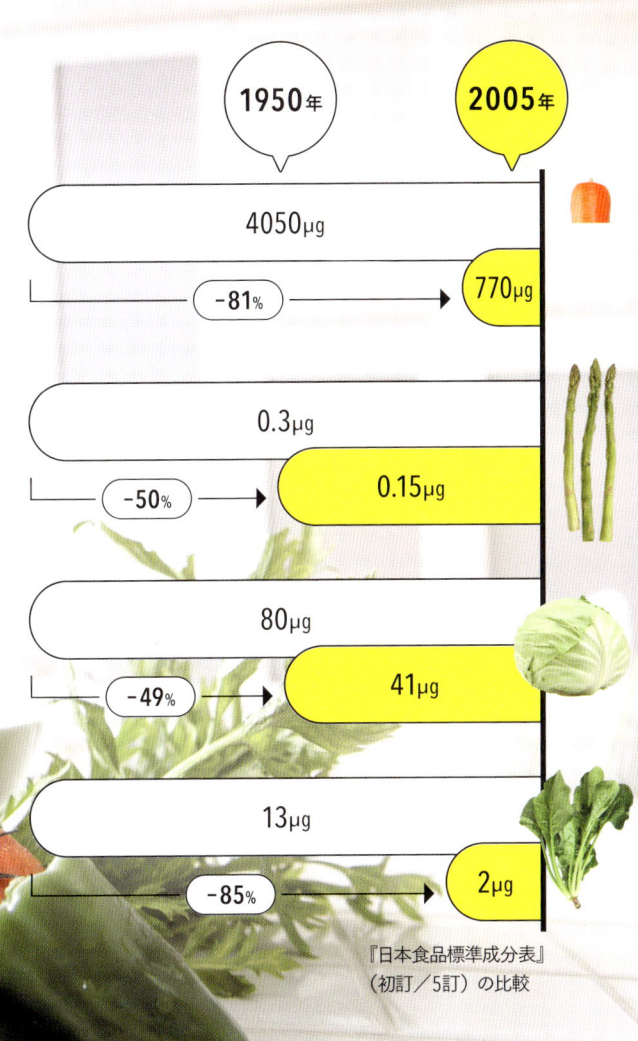

1950年

2005年

ニンジン

4050μg

-81% → 770μg

ニンジンのビタミンAは55年の間に、3280μgも減少！ 昔はニンジン1本で摂れていた量も、現在では、相当量の本数を食べなければならない計算に。

アスパラガス

0.3μg

-50% → 0.15μg

アスパラガスのビタミンB₂も半分にまで減少。こちらも、昔と同じ栄養価を摂るには2倍の本数が必要に。劣化も早いので、購入後は速やかに摂取したい。

キャベツ

80μg

-49% → 41μg

キャベツのビタミンCは半分ほどに低下。あの大きなキャベツを昔と同じように必要な栄養を摂るには、2個も食さなければならないということに…。

ほうれん草

13μg

-85% → 2μg

ほうれん草の鉄分は、驚愕の-85%にまで低下。緑黄野菜の代表格でもあるため、どうせ食べるなら栄養をまるごと余すことなく摂りたい食材のひとつ！

『日本食品標準成分表』
（初訂／5訂）の比較

毎日の食べ方で体が喜ぶ、
6つの得するコツ

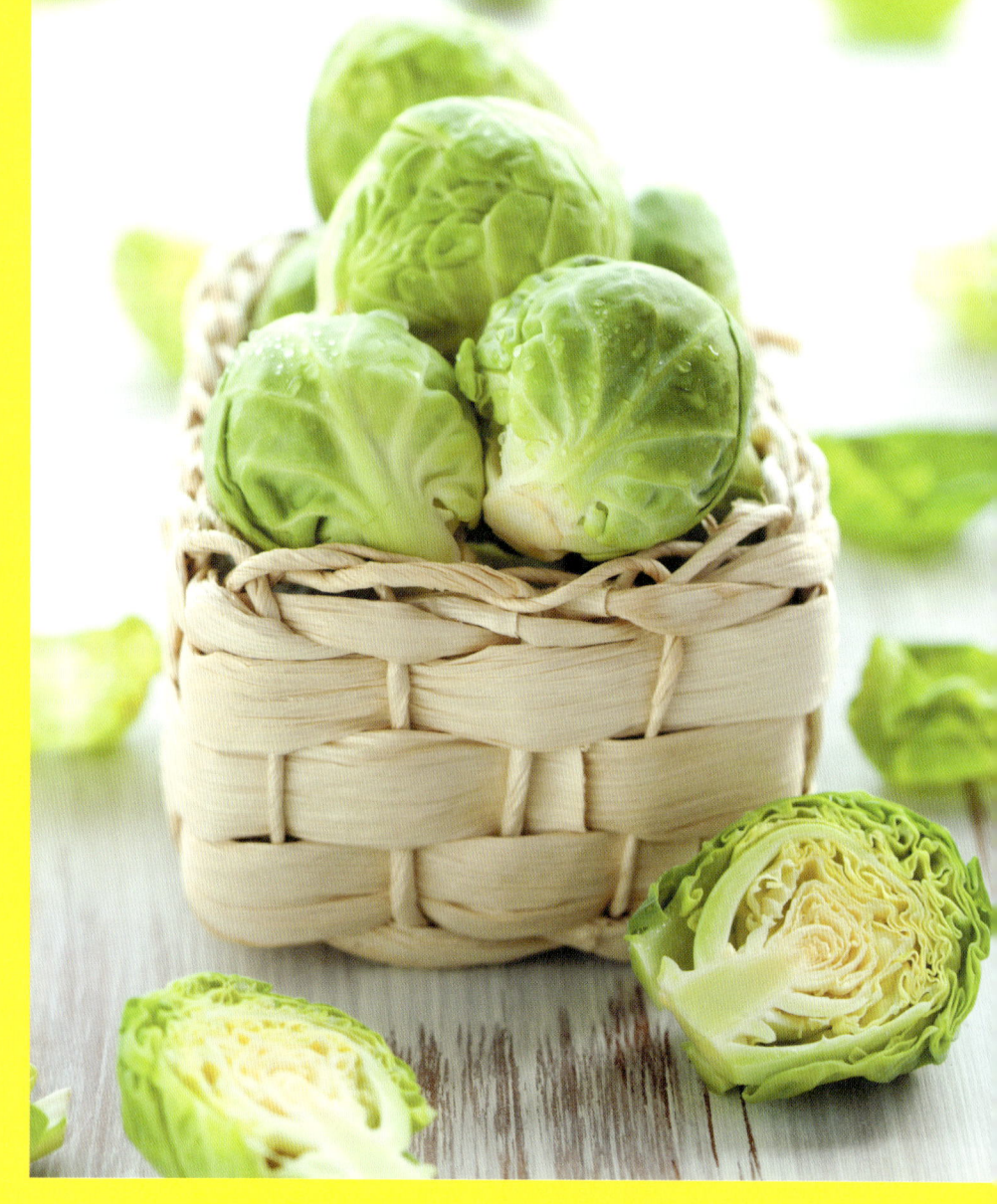

毎日、体に栄養がしっかり届く「食べ方上手」になろう！

毎日に欠かせない食事。「皮をむく」、「切る」、「茹でる」、「保存する」など、今まで常識だと思っていた方法が、実は9割以上も栄養をロスしていたなんてこともあります。だからこそ、どうせ食べるなら、体がもっと喜ぶ食べ方を！ 食材の栄養を一滴も逃がさない「食べ方上手」になりましょう。

本書では、そんな栄養ロスの「もったいない」をなくして、今までより栄養を120％摂ることができる調理法や食べ方など6つのコツからアプローチ。最新の研究やデータをもとにご紹介します。

あなたの体のすみずみまで、しっかり栄養を届けられる食事の新習慣を、今日から始めてみませんか？

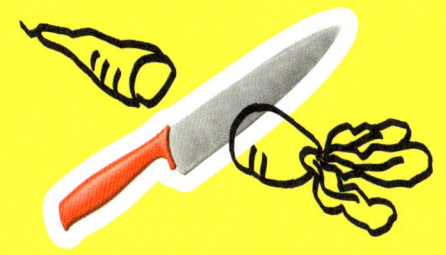

CUTTING
切り方で摂れる栄養量が変わるって知ってる？

ざっくりと切る、刻めば刻むほど栄養が摂れるなど、実は切り方ひとつで摂れる栄養が増えたり、減っちゃったりもするんです。

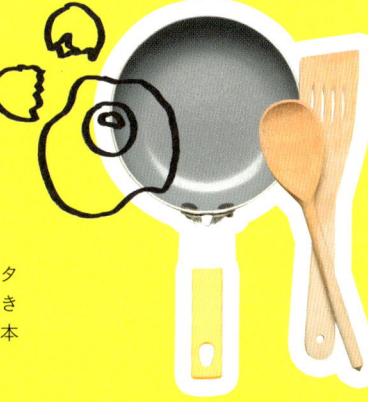

COOKING
焼く、煮る、蒸す…調理の仕方でパワーアップ

食材は、それぞれに合った加熱や調理をすることで栄養を最大8倍もアップさせることができるんです。

STORAGE
保存方法で栄養価アップ！

保存する場所や期間、食べるタイミングで、食材の栄養を大きく左右することも。保存の基本を知ればぐっとお得です！

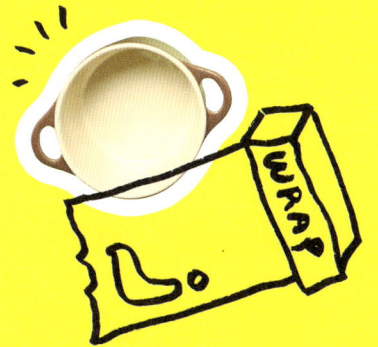

SEASONING
調味料で栄養をお得に摂ろう！

お酢、オイルなどと合わせることで、体内の栄養吸収率がぐんとアップする食材があるって知ってますか？

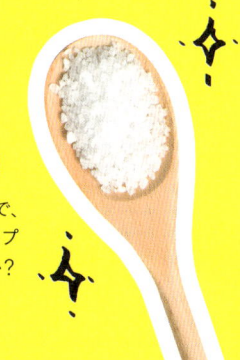

CONTENTS

その調理、9割の栄養捨ててます！

CHAPTER 1

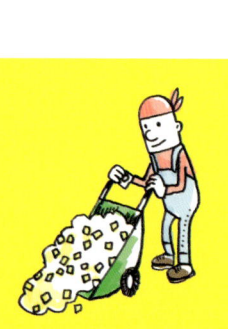
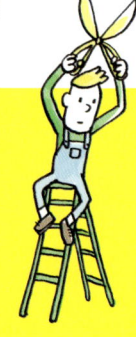

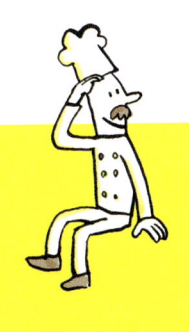
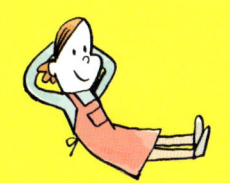
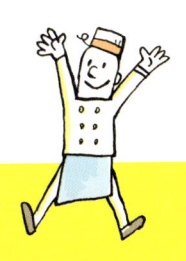

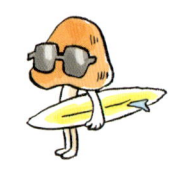

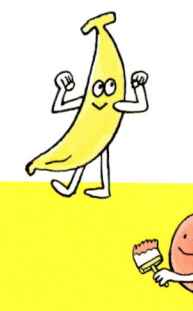

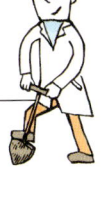

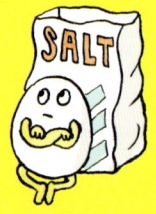

※本書における数字データはおおよその平均的目安です。野菜個々の大きさや季節によって多少の誤差があります。

切り方でこれだけ違った！

損をしない、
切り方のコツ

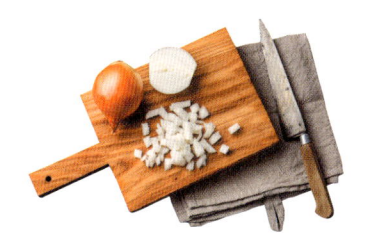

切り方で栄養素はこれだけ違う！
食べて得する切り方のコツ

野菜や果物の栄養素は、切り方ひとつでグンと効果が上がったり、
台無しになったりします。場合によっては10倍以上摂取量が違ってしまうことも！
損をしない切り方のコツを覚えれば食生活は絶対お得です！！

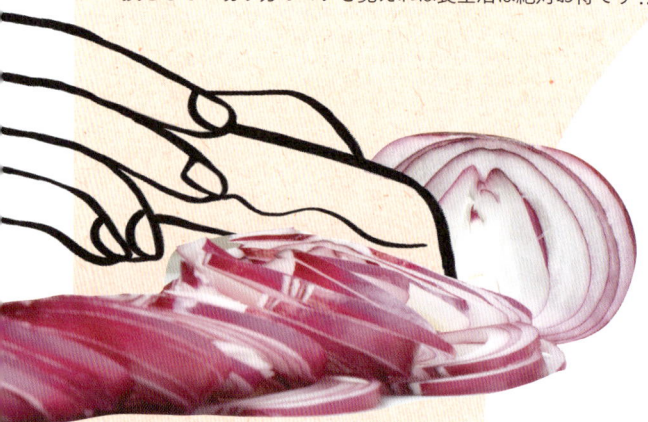

花蕾

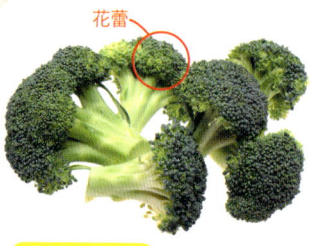

ブロッコリー

生長点は「花蕾」

ブロッコリーの生長点は蕾にあたる
花蕾の部分。4万個以上の蕾に栄養
を送るので劣化が早いため、まずは
この部分をカット。ビタミンCが豊
富なので大きめに。

生長点＆切り方
を知ろう！

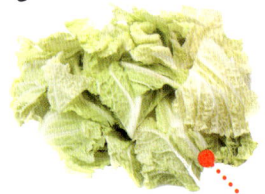

キャベツ

外側の葉にはビタミンC！

キャベツの生長点は芯なので、まず
は芯をくりぬきます。外側の葉はビ
タミンCがたっぷりなため、細かく
切りすぎない方がお得です！

RULE 1

生長点を
ムシするべからず！

野菜や果物には、収穫後も生き
ようとする強い力を秘めています。
しばらく置いておいたニンジンの
ヘタから葉が出たり、白菜の切り
口が盛り上がったりするのはその
せい。この生長する箇所が「生長
点」。ここを放っておくと、野菜
の栄養はどんどん減ってしまうん
です。芯に生長点があるものはま
ずくりぬいたり、葉に生長点があ
るものは切り分けることが大切！

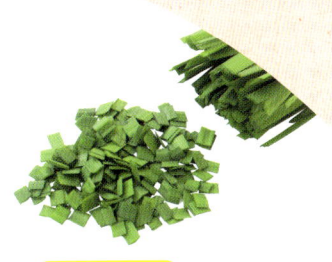

ニラ

切り方で栄養が25%ダウン！

ニラは根元と葉先で栄養素が大きく
変わります。根元にあるアリシンは
みじん切りで活性化しますが、葉先
に含まれるビタミンCは細かく切る
のはNG！　使い分けが大事です。

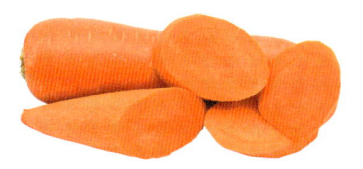

ニンジン

β-カロテンは切り方で1/2に！

ニンジンは中心部から外側に栄養を
送るため、外側には内側の2.5倍の
β-カロテンが。外側も内側も一緒
に食べられるように切るのが、お得
に食べる鉄則です！

WHAT'S 生長点？

野菜の「もっとも細胞が活発に分裂する
場所」のこと。野菜は栄養をどんどんそ
こに送り込んで、生長を続けようとしま
す。しかし土などから養分を吸収するこ
とができないので、食べる部分の栄養を
生長のために使ってしまいます。

切りすぎ危険‼
ビタミンCロスに
気をつけよう

　食材に含まれる栄養素は、切り
方によって消えたり、変化したり
してしまいます！　例えばビタミ
ンCは、空気にふれると酸化する
ため、細かく切りすぎると減少し
ます。逆にタマネギやニンニクに
含まれるアリシンは細かく切らな
いと働きません。食材に含まれる
栄養素の特質を知って、切り方を
変えることが大事です！

栄養ロスな切り方

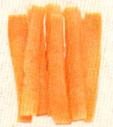

△ 細切り

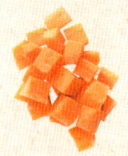

✕ 角切り

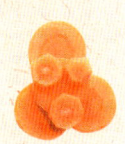

◯ 輪切り

ニンジンは細かく切りすぎず、輪切
りや乱切りで内側も外側も食べられ
るようにするのがポイントです。

白菜は中心部分から食べると14倍もお得!

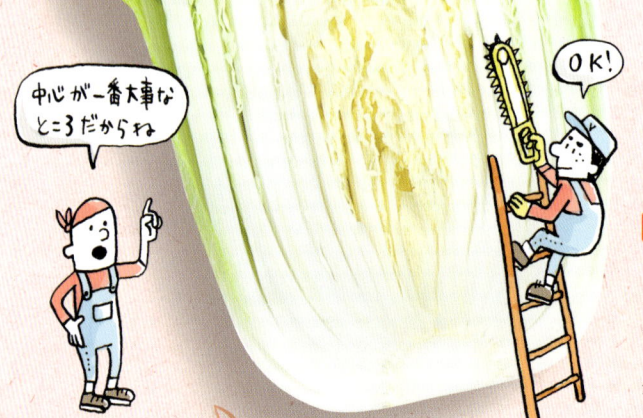

POINT

外側の葉には、豊富なビタミンC!

白菜は大きく分けて3つの部位に分かれています。
① ビタミンCの多い外側の葉
② カリウムなどのミネラル類が多い中心部分
③ 疲労回復効果成分、GABAを含む根元部分

POINT

中心部こそ白菜パワーのカギ!

中心にある芯の部分は「生長点」。ここから先に食べないと、養分が中心に送られ続け、外側の旨みや栄養が抜けた部分を食べることに。

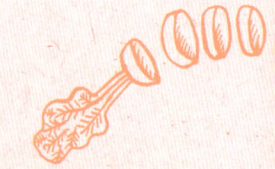

MEMO

1/2や1/4にカットされた白菜は、中心部分が平らなものを選びます。盛り上がっているものは、外側の養分が中心部分に送られている証拠なので要注意!

中心から食べれば、外側の養分も逃がさない!!

　白菜を外側の葉から食べて、中心を食べる頃にはすっかり傷んでたなんてこと、ありませんか?

　実はこれ、白菜の旨みと栄養を大損しちゃう食べ方なんです。というのも、白菜は収穫されてからも生長しようと中心にある生長点に外側の葉の養分をどんどん送り続けるから。外側から食べていると、栄養も旨みも抜けた部分から食べなければならず、栄養のある部分を腐らせてしまうことに。しかも新鮮な白菜には、中心部のグルタミン酸(旨みのもと、疲労回復の成分)は何と外側の葉の14倍も! 　中心部から食べれば、甘くおいしい上に外側の葉の養分を溜めてくれているので、購入時よりも旨みも成分もアップ!

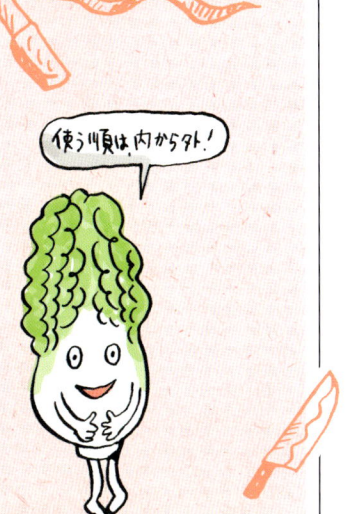

使う順は内から外!

OTOKU

白菜を丸ごと賢く、ムダなくカットするには?

丸ごとの白菜を買ったら、まずは半分にカット、芯をくりぬいて使いましょう。

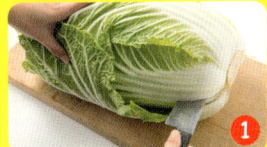
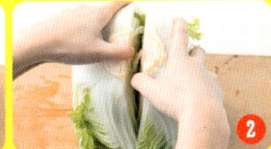
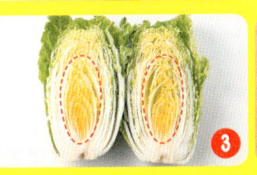
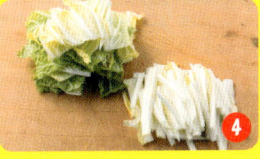

1. 白菜の根元から10cmほど中心に向かって、切り込みを入れる。
2. 切り込みに親指を入れ、開くように割る。
3. 使う分だけ中心の葉をくりぬく。
4. 外側の葉を使う場合は、ざく切りに、中心部は細切りや、そぎ切りに。

COLUMN
GABAを6倍に増やしてストレス解消力をUP

　白菜の旨みを増やすコツは「塩もみ」。塩もみすることで細胞が壊れて酵素が働き、また1時間ほど放置するとコクや旨みのもと、アラニンやGABAも大幅に増加。GABAは普通に食べるより、何と6倍に増えるんです!

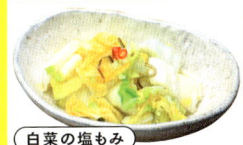

白菜の塩もみ

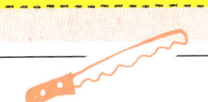

タマネギはみじん切り
じゃないと 血液サラサラ 効果ナシ

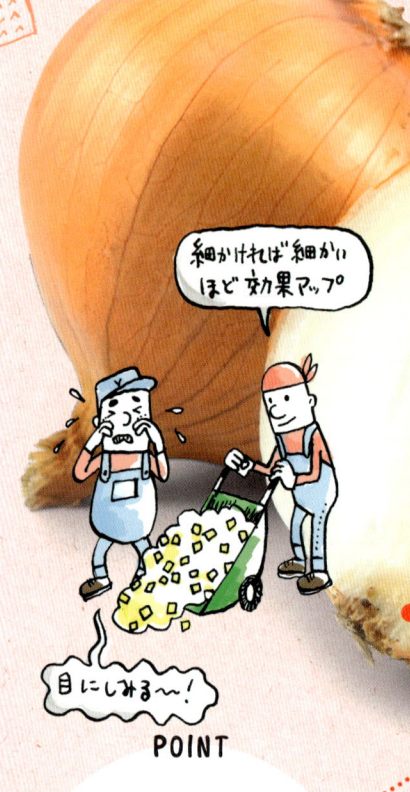

細かければ細かいほど効果アップ

目にしみる〜！

POINT

芯は捨てないで！

タマネギをずっと保存しておくと芽や根が伸びますが、これは生長点が根元と先端にあるから。芯にも栄養が詰まっているので捨てちゃダメ!!

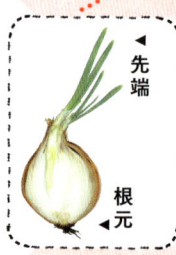

◀ 先端

◀ 根元

POINT

細胞を壊すことで血液サラサラ効果に！

生活習慣病の原因やドロドロ血液の予防に効果的な「アリシン」。アリシンのもとがタマネギにはたくさん含まれていますが、細かく刻んで細胞を壊さないと活性化しません。

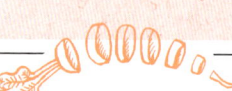

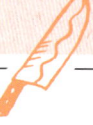

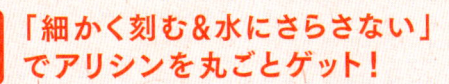

「細かく刻む＆水にさらさない」でアリシンを丸ごとゲット！

タマネギの辛味のもとである硫化アリル。何となくやっている「切ってから水にさらして辛味を抜く」のは、栄養面では実は大損だったんです！　硫化アリルは、空気にふれると、コレステロールを抑えて血液をサラサラにする「アリシン」に変化するため、タマネギは細かく刻めば刻むほど効果的なんです。みじん切りやすりおろしで10分ほど放置すると、元気に活性化してくれます。この時に水にさらすと、アリシンはもちろん、大事な水溶性ビタミンも流れ出すので要注意！

スープや煮物に使う場合でも、いきなり茹でず、まずは油で軽く1分程度炒めることで、アリシンの流出を防ぐことができるのでさらに、お得です！

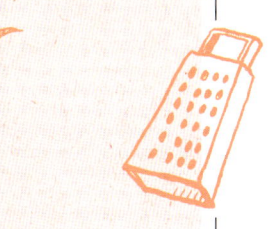

細かくしたら10分置いてから使おう

OTOKU お得に食べるなら細かいみじん切りを！

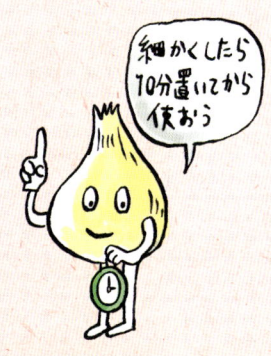

タマネギのアリシンには、血液サラサラ効果だけでなく、代謝促進や疲労回復、美肌にも効果あり。まさに余すところなく摂りたい成分です。

繊維と垂直に包丁を入れてからみじん切りにすると、バラバラにならず、切りやすいですよ。

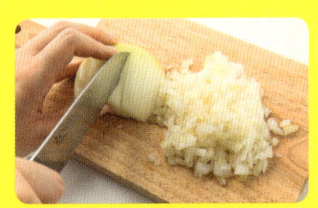

皮をむいて半分に切り、断面を下に。繊維と垂直になるように細かく包丁を入れたら、タマネギを90°回転させて繊維と平行に細かく切る。

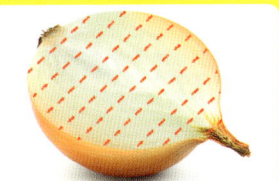

COLUMN

「あめ色タマネギ」は栄養価ゼロ？

タマネギをあめ色に炒めると、甘みとコクが出ますが、これは硫化アリルが長時間の加熱によって「プロピルメルカプタン」という糖分に変化するため。砂糖の50倍の甘さでローカロリーという点ではうれしいけれど、ビタミン類はほとんどなくなります。栄養面ではやはり炒めすぎは、大損することに!!

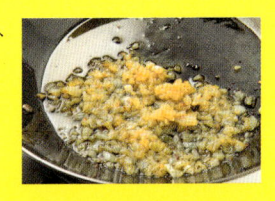

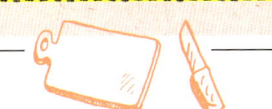

ピーマンの栄養を逃がさない切り方は縦切りだった！

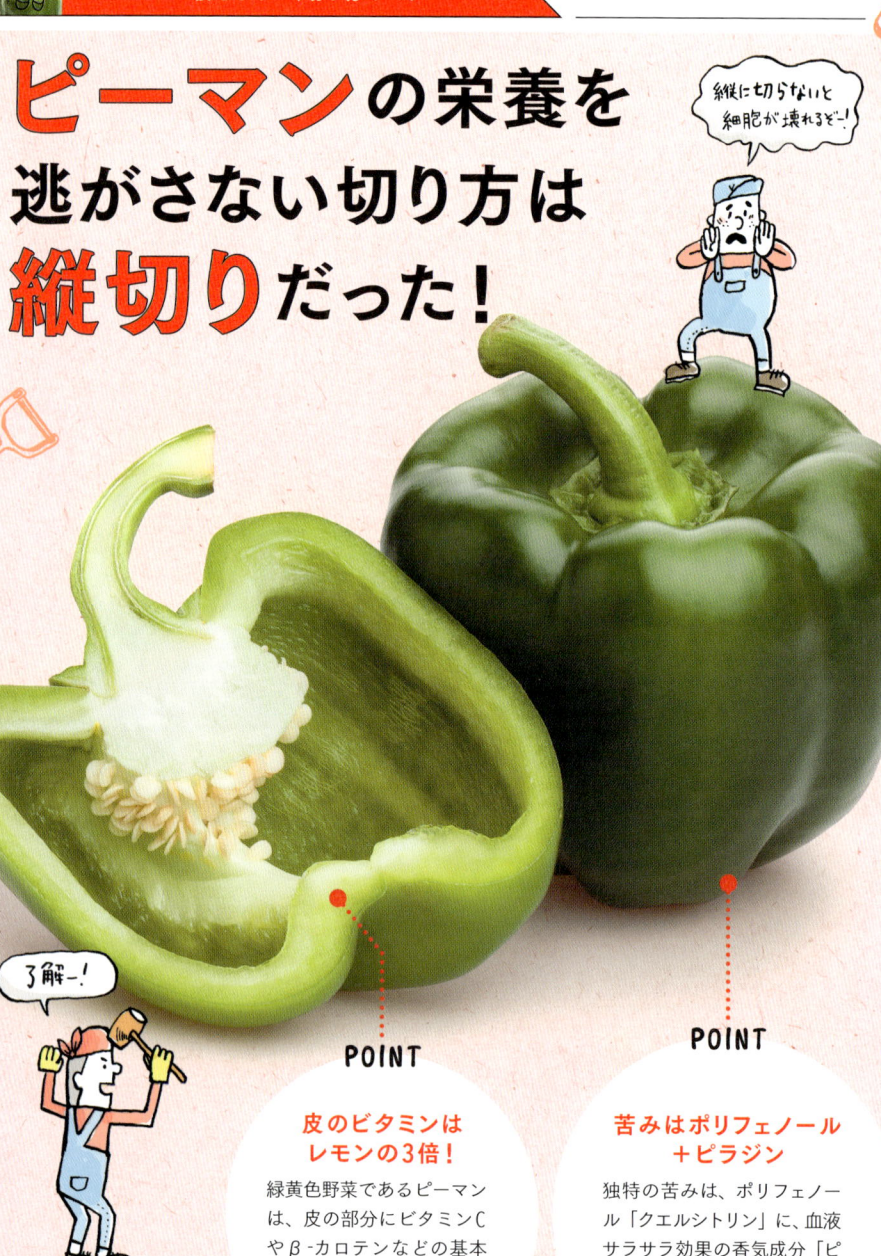

縦に切らないと細胞が壊れるぞ〜！

了解〜！

POINT

皮のビタミンはレモンの3倍！

緑黄色野菜であるピーマンは、皮の部分にビタミンCやβ-カロテンなどの基本ビタミンがたくさん！　なんとその量、レモンの3倍!!

POINT

苦みはポリフェノール＋ピラジン

独特の苦みは、ポリフェノール「クエルシトリン」に、血液サラサラ効果の香気成分「ピラジン」が加わってできたもの。苦みは栄養価の証明！

レンチンのあとの縦切りがベストチョイス!!

ピーマンの細胞は縦に並んでいるので、縦に切ると苦み成分はそのまま、逆に輪切りにすると苦み成分は外に出ていってしまいます。しかし、この苦みこそ体にうれしい栄養成分だったんです。苦みの正体は、ドクダミなどにも含まれるポリフェノール「クエルシトリン」。毒素排出や高血圧予防効果があります。また同じく苦みをつくるピラジンも、血液をサラサラにし、頭皮の血行をよくしてくれます。とはいえ、苦みはなくしたいもの。そんな時は、苦みを抑えて栄養をキープする「加熱してから切る」を試して。レンジで丸ごとチンして、ピーマンの甘みを引き出してから縦切りにすれば、細胞を壊さないので栄養素はそのままです。

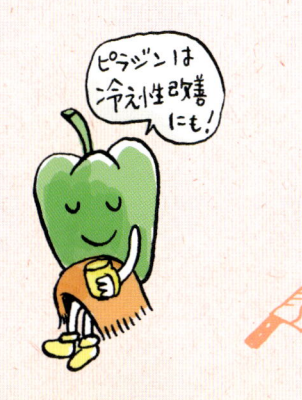

ピラジンは冷え性改善にも!

OTOKU ## 細胞を壊さないピーマンの切り方は?

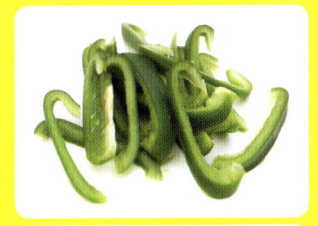

おすすめは、繊維に沿って縦切り。細胞を壊さないので、炒め物などにしてもシャキシャキとした食感を楽しむことができます。

一方、栄養素が抜けてしまう輪切りですが、食感がやわらかくなるので、生の場合にはこちらの方が食べやすい、という一面もあります。

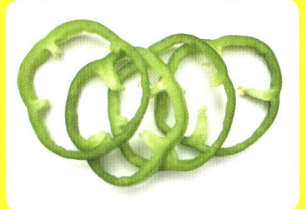

ピーマンの香りが苦手な人は乳製品と合わせると、香りを抑えることもできるので、チーズなどと一緒に調理するのも栄養ロスを防ぐ方法のひとつです。

COLUMN
ピーマンは加熱しても栄養価はそのまま!

ピーマンに含まれるビタミンCは本来加熱にはあまり強くありません。しかしピーマンにはビタミンCを熱から守るビタミンPが含まれるため、加熱してもほとんど栄養成分が変わらない貴重な野菜です。油分と一緒に摂ればビタミンAの吸収率も上がるので、炒めたり、オイルを塗って丸ごとグリルすれば、おいしさ&栄養もゲットできて一石二鳥!

ニンジンは切り方の違いで栄養が1／2もダウン!!

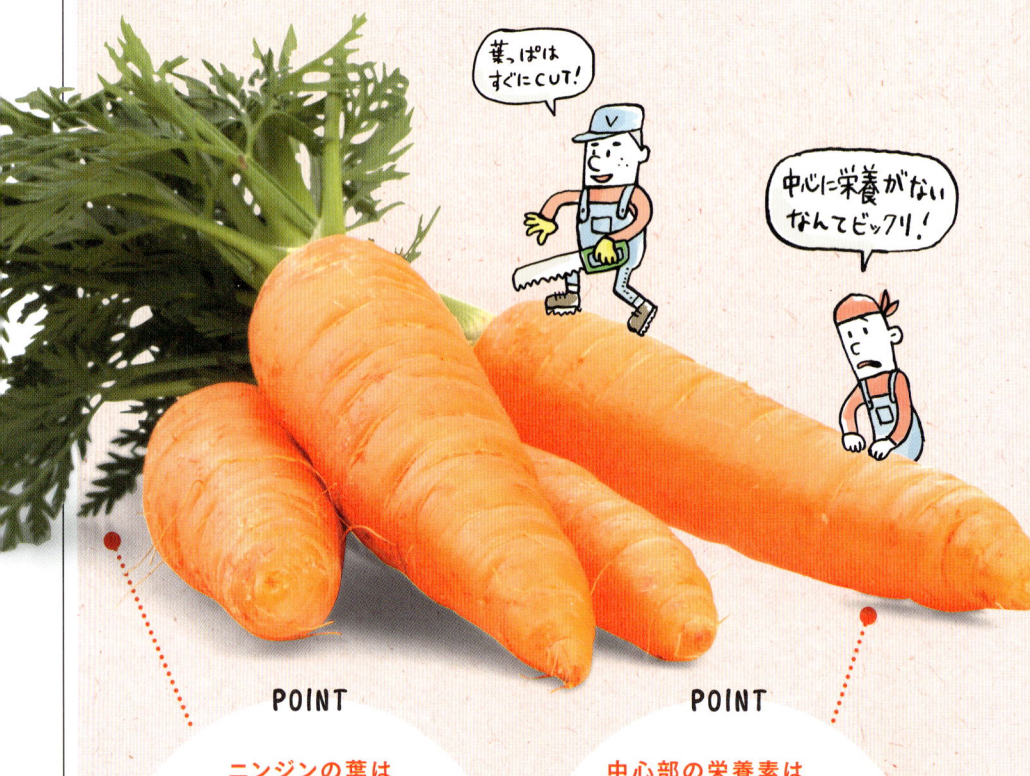

POINT

ニンジンの葉は
すぐ切り落とす!

ニンジンの葉は、食用部分の3倍のタンパク質と5倍のカルシウムを含みます。見つけたらぜひ入手したいものですが、根菜類は栄養を葉の生長に使うため中心部が痩せていきます。葉つきニンジンはすぐに葉と根を切り分けて。

POINT

中心部の栄養素は
ほぼゼロ!

ニンジンには、実は皮側にこそβ-カロテンが多く含まれています。芯を通じて養分が中心部から葉に送られます。そのため時間が経つと中心部はビタミンが抜けてほぼ食物繊維のみに!

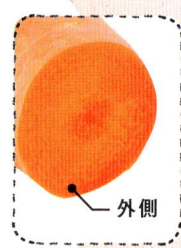

外側

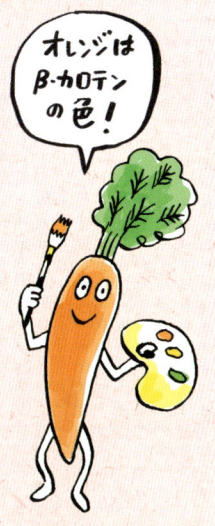
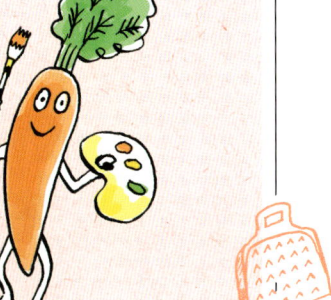

オレンジは
β-カロテン
の色！

外側と中心部では、β-カロテンの量が2.5倍も違う！

　ニンジンの栄養素といえば、美肌や風邪予防に必要なβ-カロテン！　しかし部位によって含まれる量が違うことを知っていますか？　外側と中心部でその差は何と2.5倍‼　しかも、時間が経ったニンジンの中心部から葉が伸びることがありますが、これは中心部の栄養が葉に送られてしまうから。

　つまり、中心部は時間が経てば経つほど栄養が抜け、食物繊維のみの状態に。千切りやそぎ切りにしていく場合、最後はほぼ残りカスになったニンジンを食べるなんてことにも…。一度に使いきれない時は、外側と中心部を一緒に食べられる「乱切り」か「輪切り」にすると、余すところなく栄養を摂取できます。

OTOKU
皮ごとでカロテン2.5倍、ポリフェノールは4倍に！

　ふだんニンジンの「皮」と呼んでいる部分は「内鞘細胞（ないしょうさいぼう）」というもので、可食部分の一部なんです！本来のニンジンの皮はとても薄く、出荷前の洗浄時にほとんどむけてしまいます。「内鞘細胞」には、中心部の2.5倍のβ-カロテンが存在。ポリフェノールも4倍も含まれていて、皮ごと食べる方が断然お得！どうしても皮をむきたい時は薄くむかないと損です。

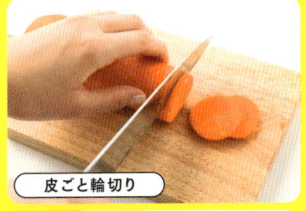
皮ごと輪切り

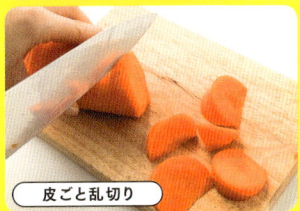
皮ごと乱切り

グラッセなどにする場合は輪切り、煮物などに使う場合は乱切りに。

COLUMN
ほかの野菜のビタミンを破壊するって本当？

　生のニンジンに含まれる酵素「アスコルピナーゼ」には、ビタミンCを酸化させる働きがあります。この酵素は細かくすることで活性化するため、生のニンジンのすりおろしなどに、ビタミンCを含む野菜を合わせると、酸化がどんどん進んでしまってビタミンCを充分に摂ることができなくなります。

　一方、β-カロテンは油と一緒に摂ると吸収率が上がるので、生で食べるより炒めたり、オリーブオイルで和える方がおすすめです。

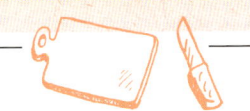

ニラは部位ごとに切り方を変えないと4倍も損!

POINT

葉先にはビタミン類がぎっしり!

葉先はビタミンA、ビタミンC、ビタミンEなどが豊富な、別名「マルチビタミン野菜」! ニラに含まれるクロロフィルには腸内の解毒効果も。

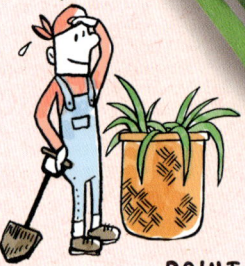

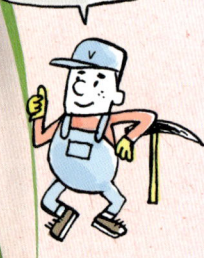

POINT

葉先よりも根元に4倍ものアリシンが!

ニラ独特の香りの正体は、タマネギやニンニクに含まれる血液サラサラ成分「アリシン」。疲労回復効果も高く、ニラの場合は、葉先よりも根元に4倍もの量が含まれています。

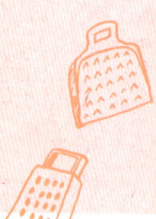

根元はみじん切り、葉先はざく切り 切り方を変えて栄養を逃がさない!!

ニラは緑黄色野菜の中でもトップクラスの「栄養王者」! 葉先には風邪予防やアンチエイジング効果のあるビタミンが豊富。根元には疲労回復に効果テキメンなアリシンが4倍も含まれています。でも、切り方ひとつでその25%の栄養が台無しになるんです!

タマネギ（P.18）やニンニク（P.28）と同様、根元のアリシンを充分摂るなら、できるだけ細かく切って活性化させてから、10分以内に食べるのがベスト。

ただし、葉先のビタミン類は細かく刻むと失われます。だから、葉先はできるだけ大きくざく切りにしましょう! 濡れたまま置いておくのもビタミンが失われるので、洗うのも切るのも調理の直前がモットー!

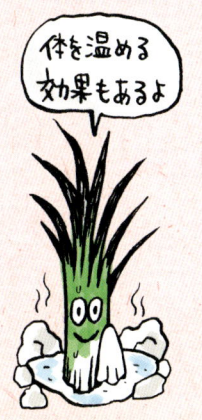

体を温める効果もあるよ

OTOKU 「ニラ＋ビタミンB₁食材」で 吸収率が何と10倍もアップ!

夏バテ対策やスタミナ料理にニラがよく使われるのは、ニラのアリシンが、疲労回復効果のあるビタミンB₁の吸収率を10倍もアップさせてくれるから。実は、アリシンは時間で変身する成分。10分でアリシンの活性はピークを迎えますが、15分以上経つと血糖値を抑えるジスルフィドに、30分以上経つと血栓予防効果のあるトリスルフィドという成分に変化します。調理方法だけでなく、調理時間もTPOに合わせて使い分けて。

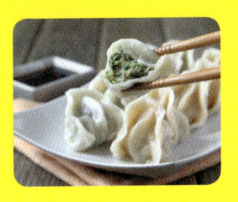

ニラはビタミンB₁の多い豚肉やレバーと一緒に! 豚ひき肉と混ぜ、餃子のタネにするのも、お得レシピのひとつ。

COLUMN
ニラ調理はタイミングが命!「先に切っておく」は断固NG!

ニラに含まれるビタミンCやカリウムは、水に溶けやすいため茹で調理はNG。「炒める」などの加熱調理も1〜2分の時短にするのがポイントです。電子レンジで「簡単おひたし」にするのが◎。春先のニラは生でも食べられるので、ゴマ油などで和えれば脂溶性であるビタミンAの吸収率が10倍アップします。

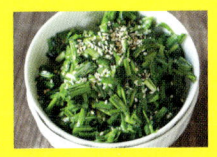

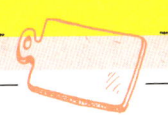

ほうれん草は切り方とタイミングでビタミンを大損していた!!

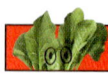

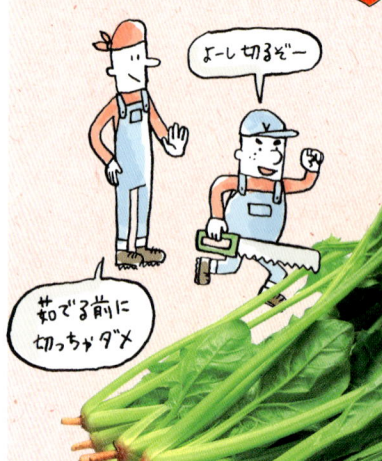

よーし切るぞー

茹でる前に切っちゃダメ

POINT

ほうれん草はデリケート!

葉物野菜は面積の大きい葉からどんどん水分が抜け、しなびてしまいます。また常温保存だとビタミンCが1日で60％も減ります。なるべく、鮮度が高いうちに食べるか、アク抜きをして冷凍を!

POINT

ほうれん草のビタミンは葉先に集中!

ほうれん草の生長点は葉先。根元から栄養を葉先に送るため、ビタミンなどの栄養は葉先にたっぷり含まれています。選ぶ時は葉先の色の濃いものを選びます。

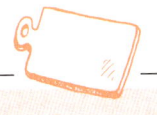

茹でる前に切るのはNG！
電子レンジ加熱はOK

ビタミンCやβ-カロテンなどに加え、鉄やマグネシウム・亜鉛などのミネラルも豊富な、葉物野菜の王様、ほうれん草。アクが強いため下茹でが必要ですが、切るタイミングと切り方で大損することがあります。

まず、茹でる前に切ってしまうのは絶対NG！　切り口からどんどんとビタミンCが流れ出てしまいます。ほうれん草は茹でているうちに4割ものビタミンを失ってしまうんです。これを抑えるためにも、ほうれん草を切るのは「茹でた後」が鉄則。

葉先と根元で含まれる栄養素が違う（P.116）ので、冷凍して小分けで使う時は、1回分で使う量のなかに根元と葉先が含まれるように切り分けて保存を！

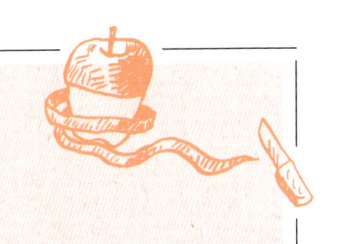

茹でるのは短時間で！

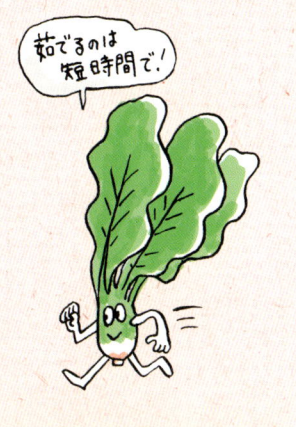

OTOKU
ほうれん草の
アク抜きベストHow To

ほうれん草のアクの正体はシュウ酸。えぐみだけでなく、尿路結石の原因にも。ビタミンの流出に気をつけて下茹でしたり、電子レンジを使って。

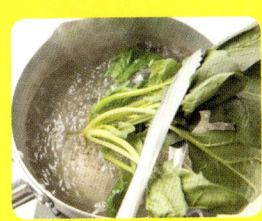

方法①
たっぷりのお湯で30秒ほど塩茹でし、その後に冷水であら熱をとる。

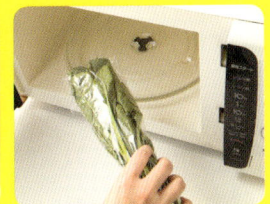

方法②
多少アクは残りますが食品用フィルムで包み電子レンジに20秒ほどかけ、冷水にさらす。

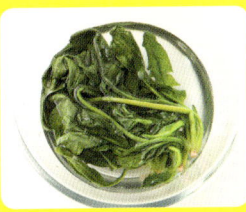

方法③
少なめのお湯で茹でて、流水で冷やす。かつお節などで旨みを足し、アクの雑味を消す。

COLUMN
ほうれん草の種類と料理のマッチング

ひと口にほうれん草といっても、今はいろいろな種類があります。「ちぢみほうれん草」は、葉肉が厚く寒さにあたってぐっと甘みを増したもの。鍋物などに最適です。赤茎ほうれん草やサラダほうれん草は、アクが少なくやわらかいので、生食できるのがうれしい。

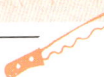

ニンニクは すりおろしが一番 お得です!

10分待つと さらに効く〜

元気いっぱい

POINT

匂いが気になるなら…

やっぱり気になる食べた後の匂い。早く抑えたい場合は、皮つきのリンゴをひと切れ食べて。リンゴの酵素とポリフェノールがアリシンと反応して、匂いを抑えてくれます!

POINT

細胞を壊して アリシン活性!

ニンニクの疲労回復物質「アリシン」は細かく刻めば刻むほど活性化! 殺菌効果や生活習慣病予防の効果も。

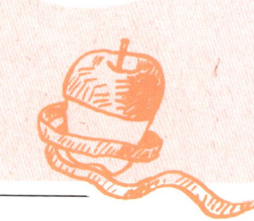

すりおろして10分で殺菌作用MAX

植物を守るために、外敵に細胞が壊されると強烈な匂いを発するアリシン。殺菌効果が高く、みじん切り、すりおろしなど細かく刻むほどに活性化してパワーを発揮します。もっとも効果が高いのは、やっぱりすりおろし。おろして10分後には殺菌効果も香りも最高潮になります。残念ながら、10分以降はアリシンの効果は激減。すりおろした後は早目に調理を。

なるべく効果を残す方法として、アリシンが空気中に逃げてしまうその前に油と合わせると「トリスルフィド」「アホエン」などの成分に変化します。これらはガンの抑制や血栓予防に効果があると期待される成分。ぜひ、積極的にとり入れて。

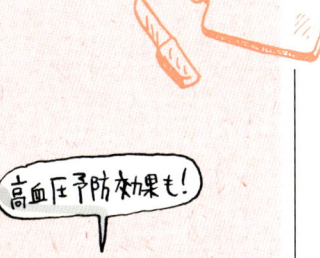

高血圧予防効果も！

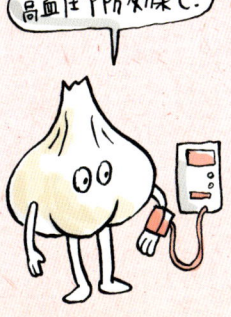

OTOKU　ニンニク＋オイルでさらにパワーUP！

もっとも効果的にアリシンを摂取できるのは、ニンニクのすりおろしです。実は、これをさらにゆっくり加熱をすれば、ガン予防の効果が期待できるとされる成分「アホエン」に大変身！　名前によらず力強いパワーを持っているので、オリーブオイルに漬けて、「ニンニクオイル」などにしておくと、炒め物やパスタなどにも重宝します。余すところなく、ニンニクの栄養が摂れて、大変お得です！

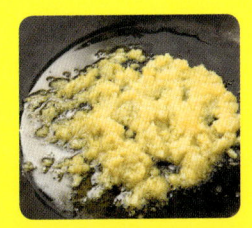

[オイルで加熱]
ゆっくりと加熱することでアリシンがアホエンに変化。匂いも抑えることができます。

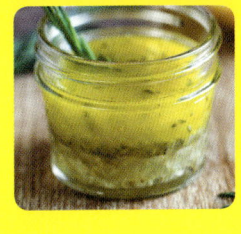

[すりおろし]
10分でアリシンのパワーが最大に。殺菌作用のほか、疲労回復や血行促進の効果も！

COLUMN
匂いだけじゃない！　食べすぎ注意のワケ

疲労回復から生活習慣病予防まで、様々な健康効果を持つニンニクですが、刺激が強いので胃腸の弱い人は食べすぎに注意が必要。特に生のニンニクは、食べすぎると胃痛や下痢などを引き起こす原因に。

食べる量は大人の場合、生なら1片、加熱調理なら2、3片に。子どもはその半分を目安にしましょう。

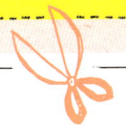

リンゴは「スターカット」でビタミンEが4倍摂れる！

POINT

食べられないのはたったこれだけ！

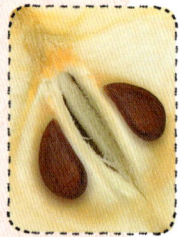

リンゴを切る時に、芯全体をぐるっと切り落とすのはもったいない！　本当に食べられない部分は、種。リンゴの種には毒性があるので注意して。

POINT

皮ごとが絶対お得！

リンゴは皮ごとならカリウムは約2倍、ビタミンEは約4倍もお得なんです！実を守る皮には、ポリフェノールが含まれていて、アンチエイジングや育毛の効果が期待できます。

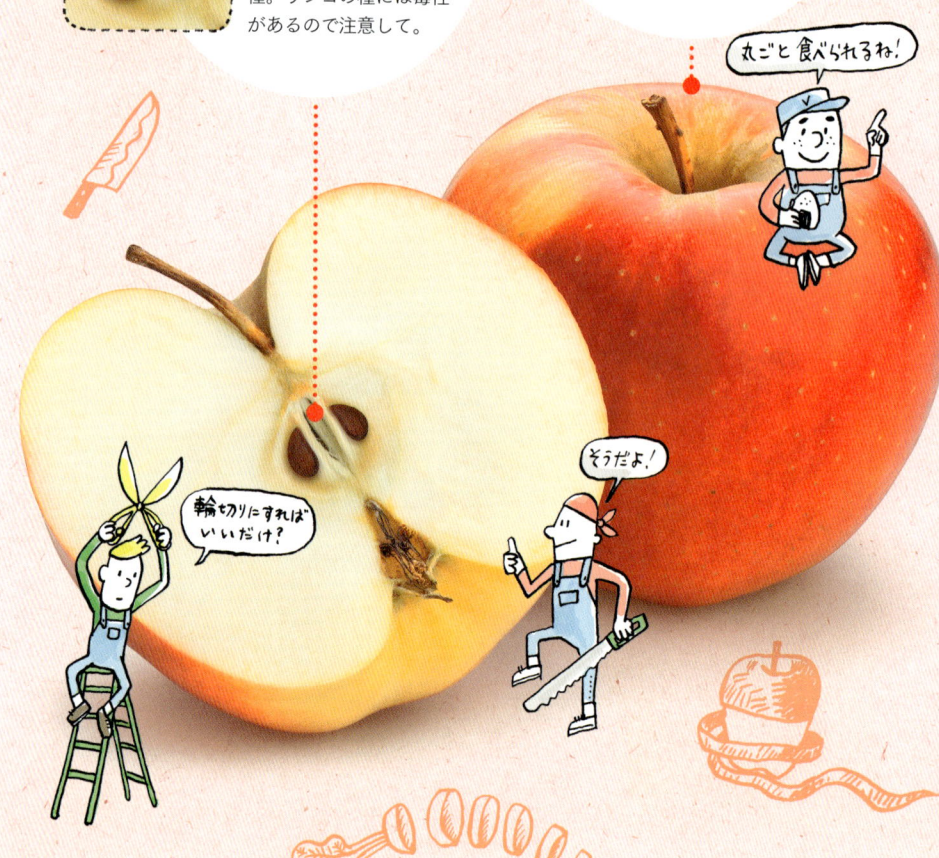

丸ごと食べられるね！

輪切りにすればいいだけ？

そうだよ！

かわいい&楽チンなのに 栄養満点な横切りリンゴ！

「1日1個のリンゴは医者いらず」といわれるほど栄養価が高いリンゴ。85％が水分のリンゴは、残りの15％の実や皮に凝縮された、カルシウムやビタミンCが含まれています。これらの栄養素をいかに体に届けるかが大きなポイント。大事なのは、食べられる部分をムダにしない「切り方」です。縦切りの場合、皮だけでなく芯や種の周囲も切り取ってしまうため栄養が一番詰まっている部分を25gも捨ててしまうことに。しかし、これを横に輪切りにすると、捨てる部分がたった3g！ 約8倍も食べられるんです!! 薄切りにすれば皮も気にならず、リンゴの芯の周りにある蜜も、おいしく、残さず食べることができますよ。

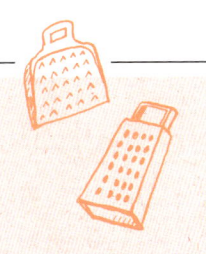

捨てる部分が1/8以下に！

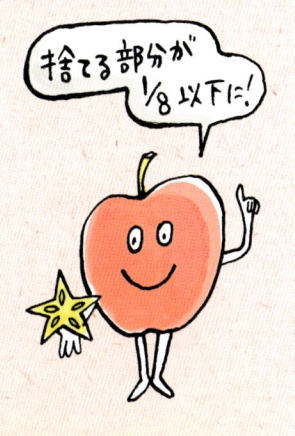

OTOKU

スライスするだけ！ リンゴの「スターカット」で4倍の栄養ゲット！

皮ごと横にカットするだけ。だから、手間も大幅カットに。スライスの幅はお好みでOK。皮も気にならずにサクサクとおいしく食べられます。種を小さなクッキー型で抜けば、見た目もワンランクアップ、栄養も見た目も得した気分に！

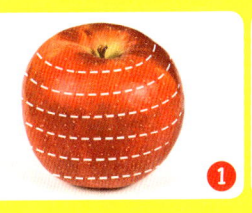 ❶

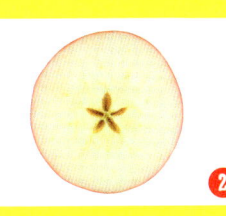 ❷

❶ リンゴを横向きにして、上から輪切りに。切る時には手を滑らせないように注意！

❷ そのまま食べるか、芯が気になる場合はクッキー型などで抜く。

COLUMN
リンゴの変色防止にはハチミツ水に30秒浸すのがおすすめ

リンゴは切ってからしばらく経つと、切り口のポリフェノールが空気にふれて酸化し、変色してしまいます。変色防止として塩水やレモン水に浸ける方法が知られていますが、実は真水に浸けた方が酸化は進まなかったという実験も。他にはパセリの茎を水に入れて浸けても酸化が抑えられるという結果が。ただ、味はパセリ味に…。変色防止なら、ハチミツのペプチド化合物が酸化を防ぐため、ハチミツ水に30秒ほど浸けるのが最強です！

いちごは包丁でヘタを切るとビタミンが半分に!

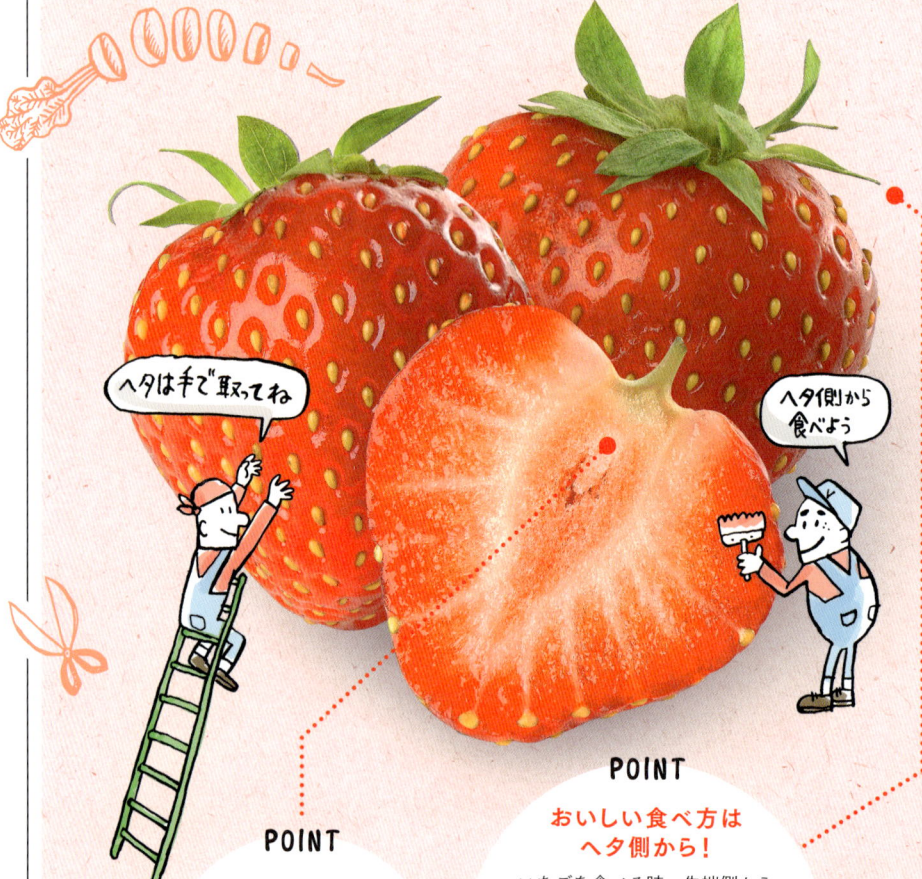

ヘタは手で取ってね

ヘタ側から食べよう

POINT

**いちごの栄養は
ヘタの真下がキモ!**

茎から栄養を受け取る
いちごの果実。ヘタの
部分に、実はいちばん
ビタミンなどの栄養が
詰まっているんです!

POINT

**おいしい食べ方は
ヘタ側から!**

いちごを食べる時、先端側から
食べるのはもったいない! 先
端側の方が糖度が高いので、最
後にヘタ側を食べると甘みを感
じにくくなってしまいます。ヘ
タ側から食べて、甘みを存分に
味わいましょう!

ひと粒は小さくても、栄養はフルーツ中トップクラス!

甘くておいしいいちごは、風邪予防のビタミンCや、貧血を予防する葉酸などのビタミンが果物の中でもトップクラス! ビタミンCは何とみかんの4倍。1日8粒で、1日に必要なビタミンCが摂れちゃいます。おまけにカロリーはほかの果物に比べてぐっと控えめ。

ただし、いちごに多く含まれるビタミンCはヘタを取ってから水洗いすると50〜60%も流れ出してしまいます。ヘタを取らずサッと水洗いしてから食べましょう。またヘタを取る時、包丁で白い部分まで取ってしまうと、栄養価が大幅にダウン! 手でヘタだけを取りのぞいてから食べるのがお得です。傷んだ時はレモン果汁を入れた水の中で洗えば、酸で細胞が活性化してくれますよ。

ヘタを取って洗うと水っぽくなるよ

OTOKU いちごの上手なヘタの取り方

芯の部分が残ってしまったり、果肉をつぶしてしまったり……。うまくヘタを取るには、ちょっとしたコツがあります。

ヘタの部分は指でつまんで軽くひねると、キレイに取れますよ。大事なのはヘタの養分を切り落とさないで食べるコト!

① 親指と人差し指で、ヘタを根元ごとつまむ。
② ヘタをつまんだままひねって取る。

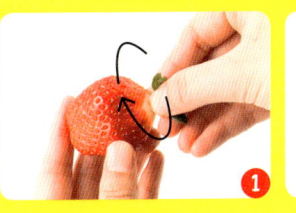
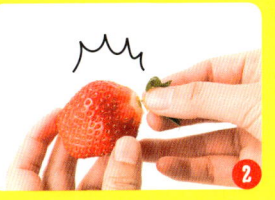

COLUMN
「いちごだけ」では栄養が吸収できない!!

いちごに含まれているポリフェノール「アントシアニン」はアンチエイジングに効果的な成分。でも、牛乳や練乳といった脂質と一緒に摂らないと、体内で吸収されないんです。脂質と一緒に食べれば体内での吸収率は2〜3倍もアップしてくれます。

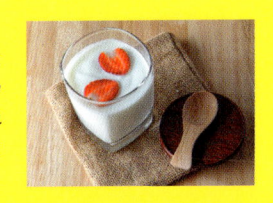
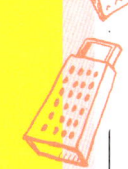
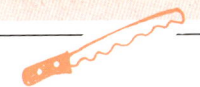

レモンは**X切り**でビタミンCを**3倍**ゲット！

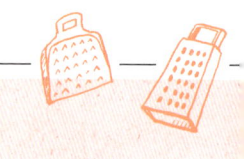

斜めに切ると果汁をしっかり搾れるよ。

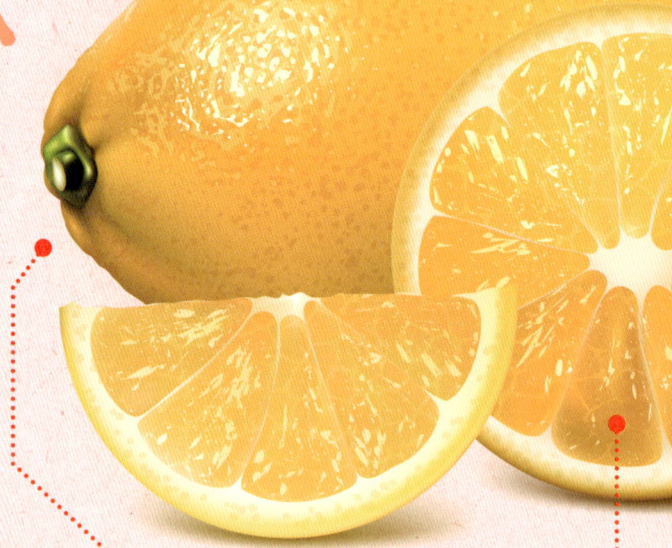

POINT

皮にはアンチエイジング効果が果汁の23倍！

皮にはアンチエイジングの「エリオシトリン」がレモン果汁の23倍も！皮を使う時は国産無農薬のものを使用して。

POINT

ビタミンCはトップクラス！

レモンといえばビタミンC。イメージどおり含有量はフルーツトップクラスの100mg。果汁だけでも50mgで、みかんの1.5倍上回っているんです。

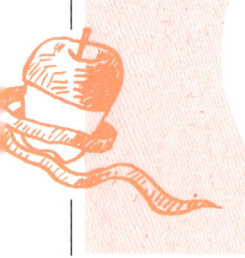

これで飛び散りナシ！
レモンの果汁を残さず摂れる

　フルーツの中でもトップクラスのビタミンCやポリフェノール、疲労回復効果抜群のクエン酸を含むため、風邪予防や美容面でも積極的に摂っていきたいレモン。

　水やお湯などにギュッと搾ってレモン水に、また鶏の唐揚げにレモンをふりかけると、コラーゲンの生成を助け、固まりやすい動物性脂肪の悪玉菌を抑えて消化も促します。そんなお助けアイテム、レモンの果汁を逃がさない切り方が、レモンを斜めに切る「X切り」。縦半分に切ってからくし切りにするやり方では、切り口がちょうど薄皮にあたってしまいレモンが充分に搾れません。しかし斜めに切ることで、果肉が均等に切れ、通常より3倍もの果汁を搾り取ることができます。

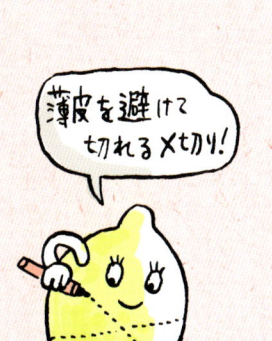

薄皮を避けて切れるX切り！

 OTOKU

ビタミンを逃がさない、
X切りに挑戦してみよう！

フランスでは定番の切り方といわれるX切り。この切り方ならしっかり成分を抽出できるので、レモンのハチミツ漬けや塩レモンなどで使用すると、味がなじみやすくなります。

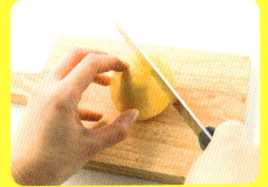

❶ レモンの尖っている方を上にして、斜めに包丁を入れる。

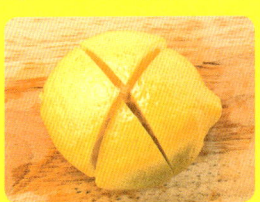

❷ 対角線になるように斜めに2回包丁を入れて4等分にする。

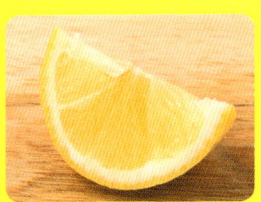

❸ 断面がきれいな放射状に。果汁をたっぷり使いたい時におすすめ。

COLUMN
転がしてから縦切りでレモン果汁の量は2倍！

　レモン果汁は無駄なく搾りたいもの。X切りの他には、レモンを固い場所で実をほぐすようにやや強めに転がすことも効果的。電子レンジで温める方法もありますが、ビタミンCが酸化してしまうので栄養的にはおすすめできません。

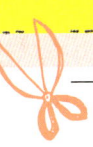

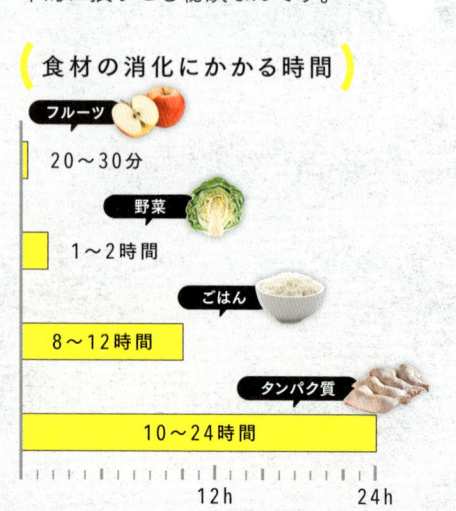

食材によって
消化にかかる
時間は全く違う！

海苔を消化できるのは
日本人だけだった！

生の海苔を消化できるのは日本人だけ！　という研究結果が最近発表されたのを知っていますか？　日本人は8世紀頃から海苔やワカメといった海藻を食べてきたけれど、他の国の人々は海藻を食べる習慣がないか、歴史が浅いために消化する酵素を持たないと考えられています。

食材だけでなく、栄養成分の消化吸収も状況や個人によって変化します。例えばニンジンのβ-カロテン（ビタミンA）は油と一緒に摂らないと吸収率が70％以上もダウンしてしまいます。また日本人の多くは牛乳に含まれる乳糖を分解できない「乳糖不耐症」なので、牛乳を温めるかゆっくり飲まないと、カルシウムなどの栄養成分が体に吸収されないまま体外に排出されてしまいます。

このように、消化吸収は食材や状況によっても千差万別。消化にかかるエネルギーはとても大きく、消化に負担のかかる食材ばかりを選ぶと、新陳代謝などの活動に使えるエネルギーが減ってしまいます。消化しやすい食材・しにくい食材は何かを考えて食べることも、栄養を効率的に摂りこむ秘訣なんです。

食材の消化にかかる時間

フルーツ
20〜30分

野菜
1〜2時間

ごはん
8〜12時間

タンパク質
10〜24時間

12h　　24h

最大８倍以上お得 !!

栄養素を失わない
加熱の法則

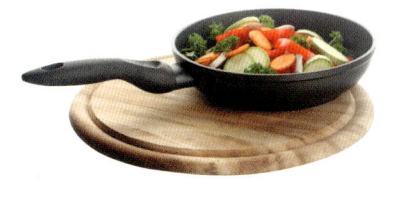

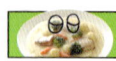

加熱すると
お**得**な食材 VS. **損**する食材！

食べ物からしか摂れないビタミンなどの栄養。でも加熱のしかたによっては、
栄養がすっかり抜けた状態で食べることになってしまいます。
損しないでおいしく食べる加熱のルールとは？

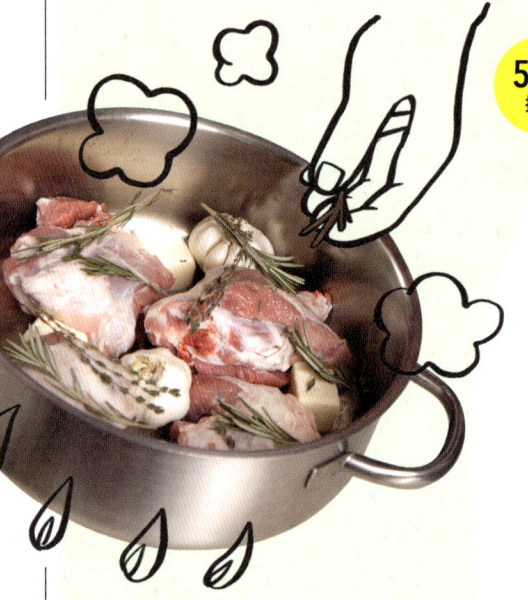

50%損！

タマネギのビタミンが流出！

タマネギに含まれるビタミンB_{12}やビタミンCは水溶性のため、茹でると流失！ただし、タマネギのアリシンは細かく切って油と炒めれば活性化します。

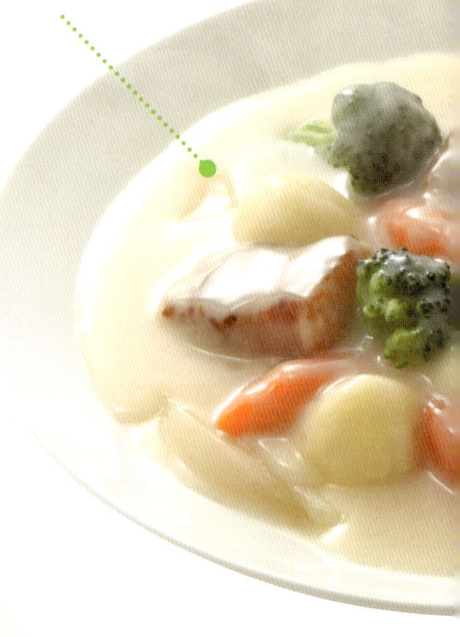

RULE 1

緑黄色野菜は
加熱OK！ 淡色野菜は
加熱しすぎNGと覚えて！

　ニンジンやカボチャなど、中まで色の濃い緑黄色野菜と、大根やかぶなど、色の薄い淡色野菜。緑黄色野菜はβ-カロテンを多く含むために色が濃いのですが、これは体内で「ビタミンA」に変化します。ビタミンAは油に溶ける性質があるため、油とともに加熱＆食さないと8％程しか吸収しません。逆に淡色野菜は、加熱しすぎると減少するビタミンやミネラルが多いため、くたくたになるまで加熱すると栄養がなくなった野菜を食べることに…。

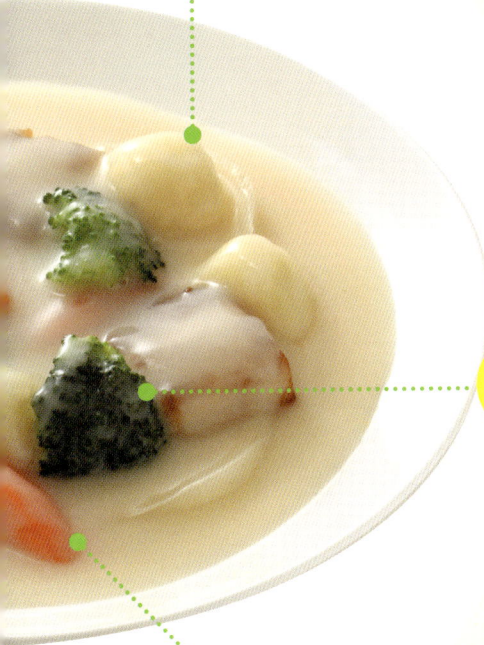

ジャガイモは皮ごと茹でる!

90%お得!

ジャガイモのビタミンCは、でんぷんに守られていて加熱に強いので、茹で調理もOK。皮ごとならビタミンの流出を防ぐので90%お得に!

ビタミンB群・ビタミンCの加熱は15分以内!

ビタミンが加熱で摂れたり摂れなかったりするのは、「水溶性」と「脂溶性」があるから。水溶性のビタミンB群・Cは加熱に弱く、ビタミンA、D、E、Kの脂溶性は油を加えると体内への吸収率がグンとアップ! 熱にも強いので加熱もOKです。カルシウムなどのミネラル類は加熱で壊れないものがほとんどですが、茹でると水に溶け出すので要注意!

ブロッコリーはレンジで!

40%損!

ブロッコリーは緑黄色野菜ですが、ビタミンCもたっぷりなので、長時間の茹で調理はもったいない! 電子レンジでさっと加熱するのがおすすめです。

ニンジンは油で加熱!

8.7倍お得!

緑黄色野菜の代表、ニンジンは油とともに加熱することでβ-カロテンの吸収率が8%→70%に飛躍的にアップ!

オイル系ドレッシングでも同じ効果が!

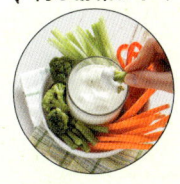

ノンオイルドレッシングに注意!

緑黄色野菜のβ-カロテンはオイル系ドレッシングでも吸収率をアップさせられます。ノンオイルドレッシングでは、ほとんど吸収できないので注意!

ジャガイモは皮ごと茹でればビタミンを9割キープ！

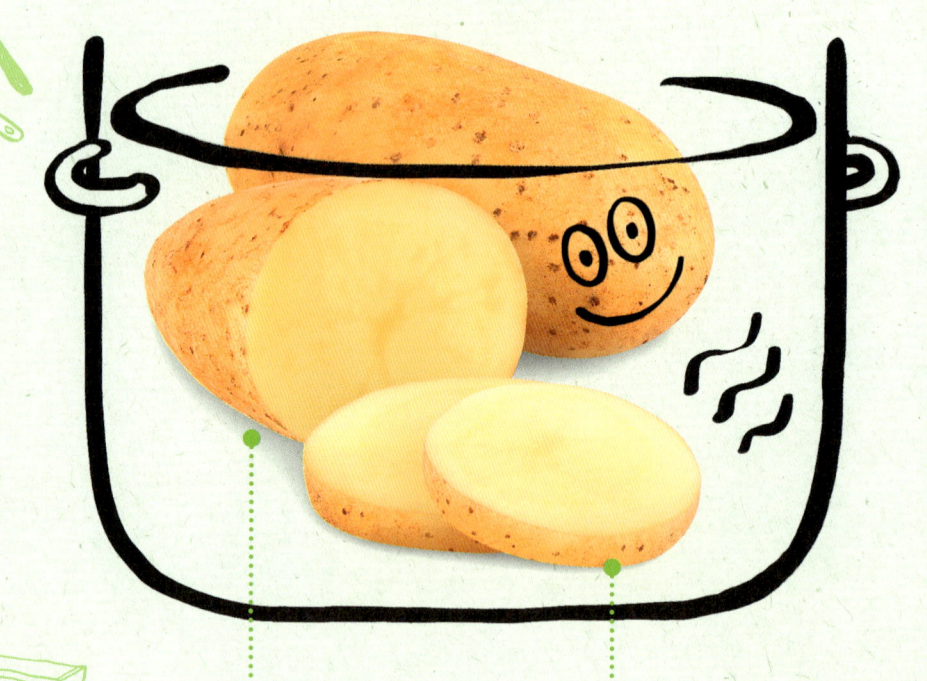

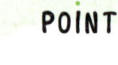

POINT

でんぷんがビタミンCを守る！

ジャガイモに含まれるビタミンCは、でんぷんに守られていて酸素や水にふれないため、熱に強く壊れにくいという特長があります。

POINT

皮つきがアンチエイジングのカギ！

ポリフェノールの一種で、抗酸化作用のある「クロロゲン酸」。皮に近い部分ほど量が多いので皮のむきすぎは大損です。

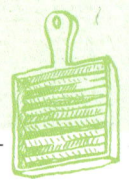

ジャガイモは美容と健康の味方！

　熱でも比較的変質しにくい特長を持つ、ジャガイモのビタミンC。ただし、皮をむいたり、細かく切って火にかけたりすると、やはり4〜5割のビタミンは失われます。そのため茹でる時は必ず「皮ごと」が鉄則。

　皮には実よりも鉄分やカルシウムが豊富なので、他の調理でも皮つきがおすすめです。例えば、むくみを予防するカリウム、肌や血管など体の酸化を防ぐポリフェノール「クロロゲン酸」なども、皮ごと茹でることで流失や変質を防ぐことができます。

　ジャガイモといえば「炭水化物のかたまりで太りやすい」というイメージですが、実はリンゴの7倍、みかんと同じぐらいのビタミンCも含んでいます！

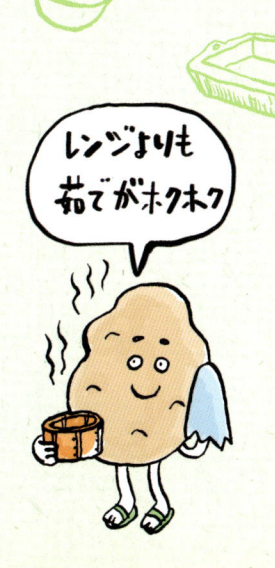

レンジよりも茹でがホクホク

OTOKU　さらにビタミンを守るなら「水から」！

　茹でる時にポイントとなるのが、ジャガイモの投入のタイミング。必ず「水から」茹でること。沸騰したお湯だと、中に火が入るまで時間がかかるため、外側のでんぷんが水を吸ってふくらみ、細胞壁を壊して栄養を流出させてしまうんです。

　ゆっくり茹でることで適度な水分を含み、じわじわと加熱するため甘くほっくりと仕上がります。栄養面でも、おいしさの面からも、「皮ごと」「水から茹でる」という方法は理に適っているんです。

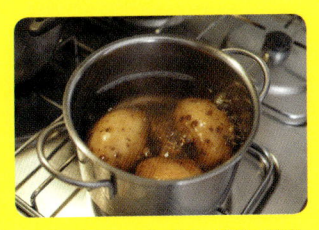

かぶるぐらいの水で20〜25分、竹串がすっと通るまで茹でる。皮をむいた後にスプーンなどで芽をのぞいて。

COLUMN

フライドポテトの食べすぎは危険⁉

　ジャガイモといえば、香ばしいフライドポテトやポテトチップスも大人気。でも、120℃以上の高温で長く調理したジャガイモは、中に含まれる糖が発ガン性物質「アクリルアミド」に変化しやすくなります。焼いたり、揚げたりする場合でも、焦がしすぎには充分に気をつけましょう！

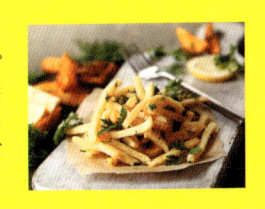

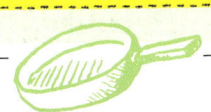

おでんの大根は栄養価ほぼゼロ！

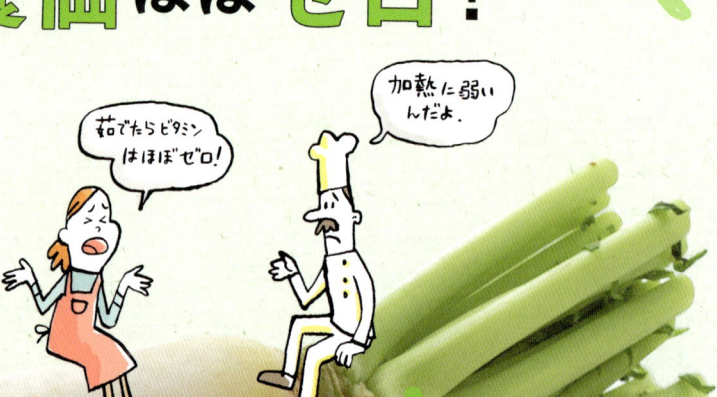

茹でたらビタミンはほぼゼロ！

加熱に弱いんだよ.

POINT

ビタミンCは皮の下に豊富！

大根のおもな栄養素は、カリウムとビタミンC。ビタミンCは根の外側と葉に送られるため、中心よりも外側の皮付近が豊富なんです！

POINT

先端には辛味の「もと」が

大根のぴりっとする辛さは、細胞が傷つくことで活性化する「イソチオシアネート」。殺菌作用があり、根元と皮に特に多く含まれています。

酵素もビタミンも、加熱で大損!!

冬の定番料理といえば、あったか〜い「おでん」。なかでもよく味の染みた大根は人気の具材ですが、実は栄養価の面から見ると、かなり残念なことに。

大根の重要成分であるジアスターゼは、消化酵素として知られていますが、実は加熱に大変弱く50〜70℃ほどで働きを失ってしまいます。大根には脂質を分解する酵素リパーゼも含まれますが、こちらも同様に消滅。

そのうえ、大根で重要な栄養素のビタミンCですが、水溶性なので、煮込んでいる間にすべて煮汁に流れ出てしまいます。また皮付近にいちばん含まれていることもあり、皮をむいて煮込むとその時点でビタミンCはほぼゼロ! 大根はよく洗って皮ごとがお得です。

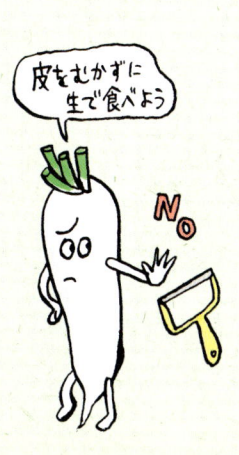

皮をむかずに生で食べよう

OTOKU 栄養素を守るなら、皮ごと「おろす」!

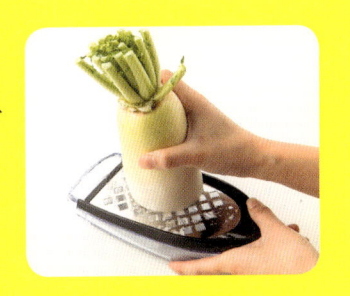

大根の栄養素を余さず摂るなら、皮ごと生で食べられる「大根おろし」が最強。細胞が傷つけられると、辛味成分イソチオシアネートが活性化しますが、血液サラサラ効果やアンチエイジング効果のほか、発ガン抑制効果も期待できる頼もしい存在。おろして15分ほどで半減してしまうので、おろすのは食べる直前が鉄則です!

すばやく上下に動かすようにすると辛味が強くなり、ゆっくり「の」の字を書くようにすると和らぎます。汁にもイソチオシアネートが流れ出るので、汁ごと食べるのが得するポイントです。

COLUMN

大根おろしで風邪予防も!

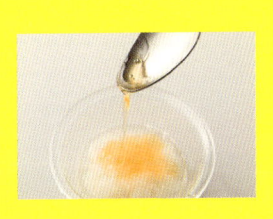

大根おろしの殺菌・消炎作用は、薬膳でも活用されています。おろして出た汁にハチミツを加えて飲むと、喉の痛みを抑えます。ビタミンCが風邪の予防にも力を発揮!

長ネギは焼きで アンチエイジング効果 2.5倍お得に！

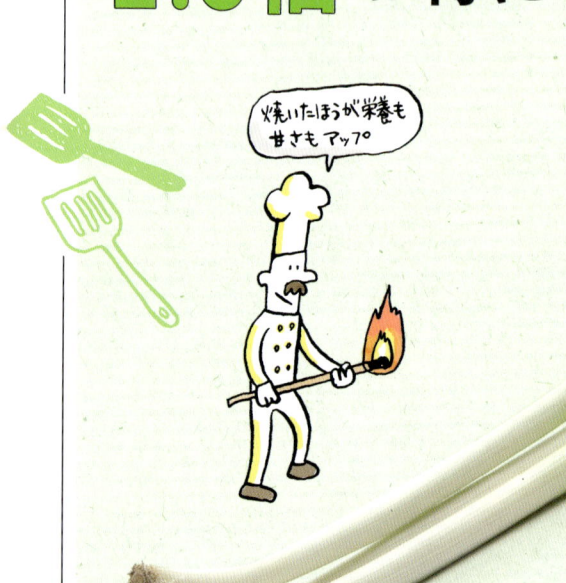

焼いたほうが栄養も 甘さも マップ

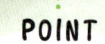

一石二鳥だよ

POINT

緑の部分は 緑黄色野菜

長ネギの緑の部分は、緑黄色野菜。β‐カロテンやカルシウムが豊富です。食べるのが苦手なら、野菜スープのダシなどに使いましょう。

POINT

長ネギのアリシンは 白い部分にある！

長ネギの白い部分には「アリシン」が豊富。血液をサラサラにし、殺菌効果もバツグンなんです！ 長ネギの白い部分も最後まで使って。

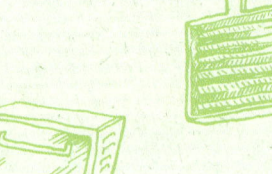

「焼く」ことで甘みも、栄養価も2.5倍！

生の長ネギには辛味がありますが、じっくりと焼くことで、ほくほくと甘く、とろりとジューシーになります。独特の匂いも落ち着くので、子どもから大人までおいしくいただける一品。しかも、ネギの抗酸化力は加熱することで2.5倍にUPします。加熱に弱い野菜食材が多い中で、珍しく加熱してこそ本領を発揮する食材だったんです！

また、古くから風邪対策にはネギを食べろ、といいますが、これは本当。アリシンの殺菌効果に加え、緑の部分に含まれる「フルクタン」という糖がインフルエンザ予防にも効果あり！　美容や健康のためにも、ふだんのおかずにぜひ「焼きネギ」をとり入れてみて。

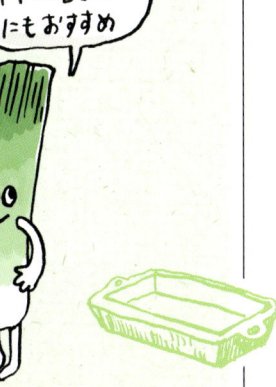

ネギが苦手な人にもおすすめ

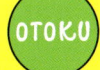 **OTOKU** 焼くだけでできる！　おいしい「焼きネギ」

焼くことで、アリシンもフルクタンも甘みをつくってくれます。油で焼いてはじめてβ-カロテンの吸収率も上がるので、冬の完全健康食品は「焼きネギ」で決まりです！

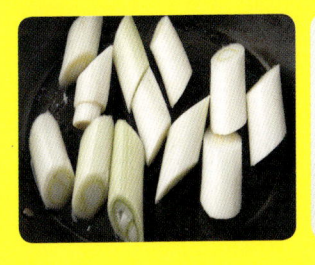 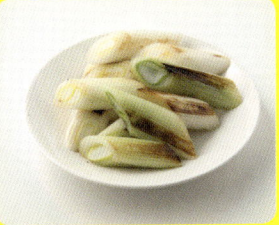

[つくり方]

1. フライパンにサラダ油と長ネギを入れます。

2. 弱火で10分ほど、軽く焦げ目がつくまで焼けば完成！

COLUMN
緑の部分と白い部分、切り分けて保存を！

緑の部分は水分が多いために傷みやすく、白い部分は乾燥してしなびやすい長ネギ。すぐに食べない場合には、緑の部分と白い部分を切り分けます。白い部分は新聞紙にくるんで、緑の部分は刻んで容器や保存袋に入れて両方とも冷蔵庫へ。みじん切りにしたものを冷凍するのも◎。緑の部分は特に加熱で栄養価もUPするのでみそ汁の具におすすめ。

ニンジンは炒めて β-カロテンの吸収率 8倍以上UP！

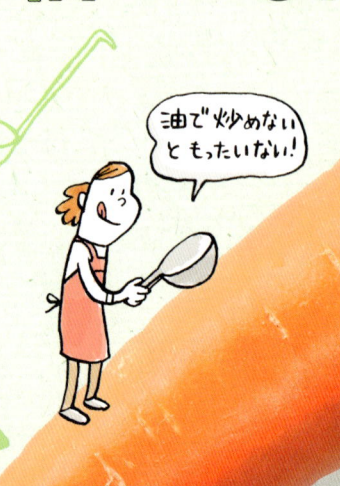

油で炒めないともったいない！

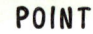
吸収率も80%アップ

POINT

野菜No.1の β-カロテン量

ニンジンに豊富なβ-カロテンは、体の中でビタミンAに変身します。皮付近に一番、ポリフェノールが豊富！

POINT

加熱することで、体に届く栄養量が変わる

生で食べるβ-カロテンの吸収率は8%程度。でも加熱すれば、その吸収率は2倍以上に。油を使えば、さらに吸収率は70%にまで上昇。調理法が損得の分かれ道です。

ニンジンは生より断然「加熱」！
β-カロテンをしっかり吸収

　ニンジンに含まれるβ-カロテンは、一日1本で必要な量が摂れるほど豊富！　体内でビタミンAに変わり、アンチエイジングや免疫力を高める効果があるのがβ-カロテン。でも、食べたらそのまますべて栄養が吸収されるものでもないんです。

　ビタミンAは油に溶ける脂溶性ビタミン。ほとんどが水分である人の体内では溶けずに排出されてしまうんです。そこで重要なのが「油」と一緒に摂ること。生のニンジンを食べても吸収されるのは、β-カロテンの8%程度。でも、油で炒めたり、揚げたりしたニンジンのβ-カロテンは、何と70%も吸収できるんです！ニンジンは「油で加熱すれば最強！」と覚えましょう。

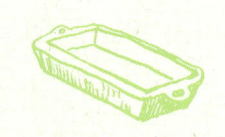
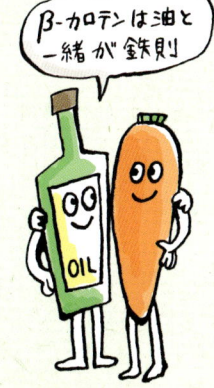
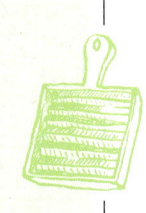

β-カロテンは油と一緒が鉄則

OTOKU 少ない油で栄養を引き出す「オイル煮」

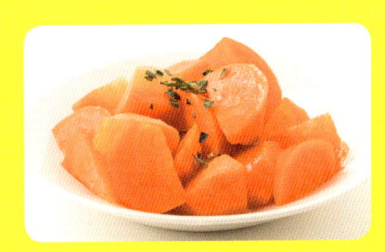

　生のニンジンをオリーブオイルなどと和えてもβ-カロテンの吸収率は上がりますが、堅い細胞壁に守られているため、加熱してやわらかくしたほうがさらにお得。

　油を使った時のカロリーが気になる人は、少ない油で調理できるオイル煮がおすすめ。ニンジンも甘く、おいしく仕上がります。

[つくり方]
鍋に小さじ1/2程度のオリーブオイル、塩を加えて弱火でニンジンを20分ほど蒸し煮にします。

COLUMN
ニンジンは「加熱」だけでも吸収率2倍に

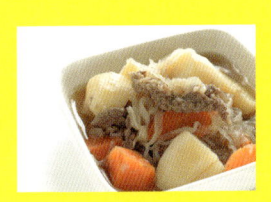

　実験によると、ニンジン自体にも微量の脂質が含まれているため、加熱するだけでもβ-カロテンの吸収率は2倍に。油と合わせたほうがベターですが、煮物などでも充分に栄養を摂ることができるんです。

カリフラワーは「生」で ビタミンCを 100% いただきます！

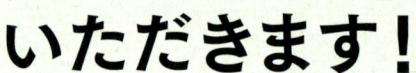
生の薄切りで ビタミンC 100%

ほかの野菜より 熱に強い！

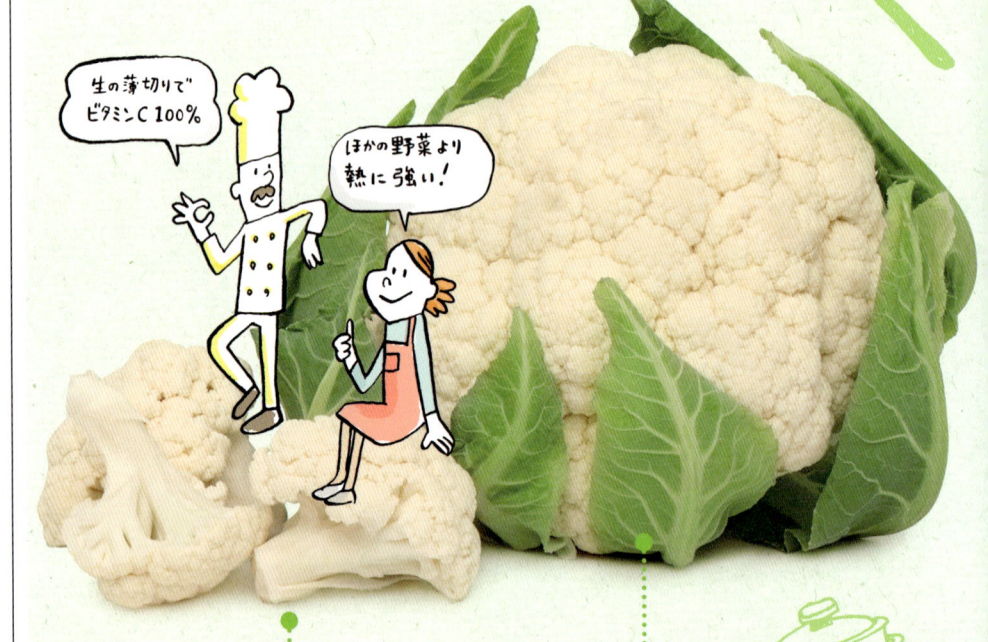

POINT

レモン果汁より 豊富なビタミンC

カリフラワーは淡色野菜なのにビタミンCが豊富！細胞組織でしっかりガードしているため、茹で調理で流出しにくいのも特長です。

POINT

発ガンを抑える 効果も！

大根やキャベツなどアブラナ科の野菜に含まれるイソチオシアネート。免疫機能を高め、ガンの発生を抑える効果も期待されています。

カリフラワーは生で食べれば ビタミンCをまるっとゲット！

キャベツから派生した仲間・ブロッコリーに比べると、ちょっと存在感の薄いカリフラワー。でも、ローカロリーでビタミンCが豊富、水溶性の食物繊維やカリウムで便秘やむくみを防いでくれるとあって、美容面でも健康面でも、注目されている食材なんです！

実はカリフラワーは「生」でもおいしく食べられる野菜。薄切りにしてサラダにすれば、ポリポリとした食感がやみつきになります。カリフラワーのビタミンCは加熱に強く、茹でても6割程度は残ってくれます。もちろん、生なら100％のビタミンがそのまま摂取できます。海外では生食が日常になっているところもあるので、ぜひチャレンジしてみてください！

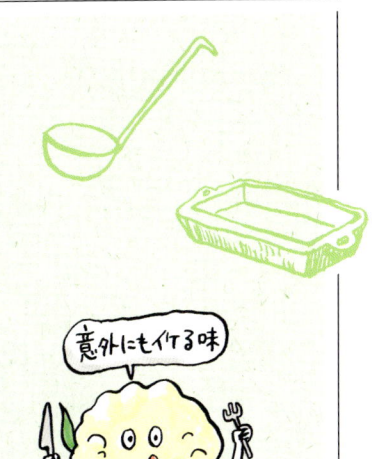

意外にもイケる味

OTOKU ### 歯ごたえが魅力！ 「カリフラワーのスライスサラダ」

カリフラワーのビタミンCの量はブロッコリーより若干低くなりますが、生なら断然カリフラワーのほうが上！　苦みや青臭さのあるブロッコリーに比べ、カリフラワーならポリポリとした食感が楽しめ、生でもおいしく食べられます。

房をそのままピクルスにするのもおいしいですが、2mm程度のスライスにしてお好みのドレッシングをかけるだけでお洒落な一品に！　おやつにも◎。

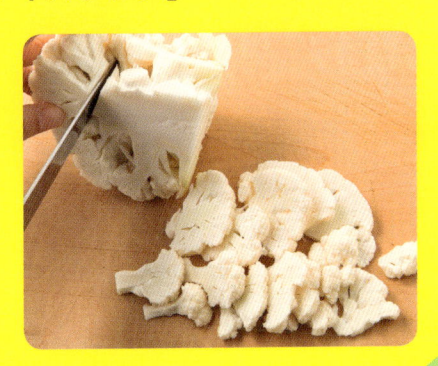

COLUMN

ニューヨークで大人気！　注目のトレンド野菜に

ニューヨークのレストランはベジタリアンメニューが豊富ですが、今はカリフラワーが大活躍だそう！　カリフラワーを細かく刻んでごはんの代わりにした「カリフラワーライス」や、小麦粉の代わりに粉末にしたカリフラワーを使ったパンなど、炭水化物の代わりに食べることが多いとか。すりつぶしてマッシュやペーストにするヘルシー調理も人気！

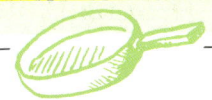

キャベツはスープにして、ビタミンを9割キープ！

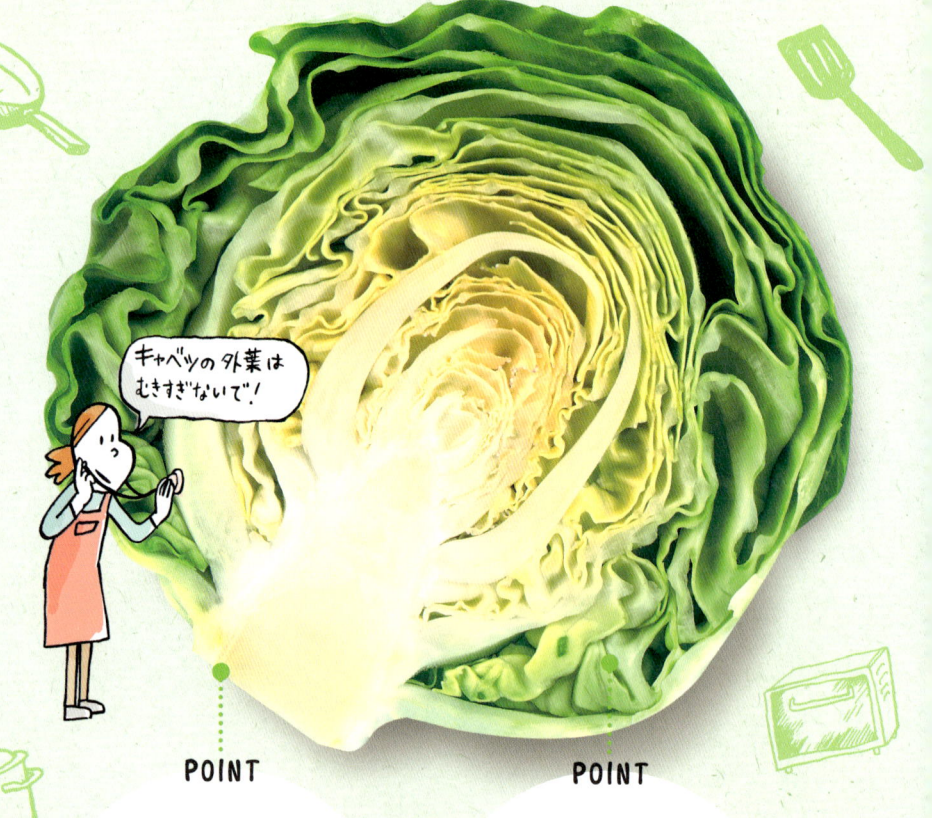

キャベツの外葉は
むきすぎないで！

POINT

天然の胃腸薬・ビタミンU

胃の調子を整え、胃潰瘍などを防止するビタミンU。胃腸薬にも利用されている別名「キャベジン」で、ビタミン様物質（働きはビタミンに近いが、体内で合成できる物質）です。

POINT

ビタミンCが多いのは外側の葉

キャベツにたくさん含まれるビタミンC。いちばん多いのは緑色が濃い、外側の葉の部分。次に多いのが芯の周辺です。ほかにもカルシウムやアミノ酸も豊富な優秀野菜です。

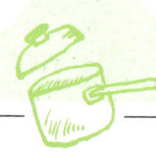

水溶性ビタミンも、スープごとなら余さず摂れる！

　サラダに、塩もみに、鍋物に、ロールキャベツ……。さまざまな料理に活躍するキャベツ。栄養価も使いやすさも優秀なキャベツを、賢く食べるならスープがおすすめ。キャベツは生で食べることももちろんできますが、繊維質が消化しづらく、カサも多いためにたくさん食べられません。しかも炒めた場合3〜4割、蒸した場合でも2〜3割ほどビタミンCが減ってしまいます。煮込んだ場合もキャベツ自身は5割ほどまで減りますが、スープまで飲めば、一部は酸化しますが90％を摂ることが可能に。ビタミンUも水溶性のため、「煮込んだスープ」が、よりお得なんです。ビタミンCは外側の葉に多いので、むきすぎに注意！

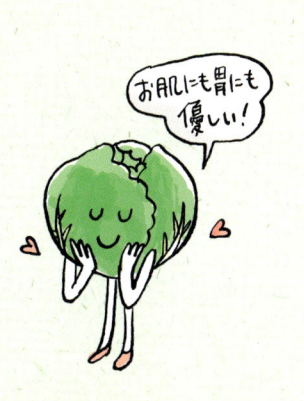

お肌にも胃にも優しい！

OTOKU　栄養たっぷりの芯も捨てないで！

　芯にもビタミンCが詰まっているので、スライスして一緒にスープにしましょう。食感の違いも楽しいですよ。キャベツや白菜などの結球野菜は、基本的に葉よりも芯に栄養があるので残さず食べて。

　スープに溶けたビタミンCは加熱により酸化し、単体では働かなくなります。ただし、アミノ酸化合物など別の成分と反応することで、同じ働きを取り戻すと考えられています。

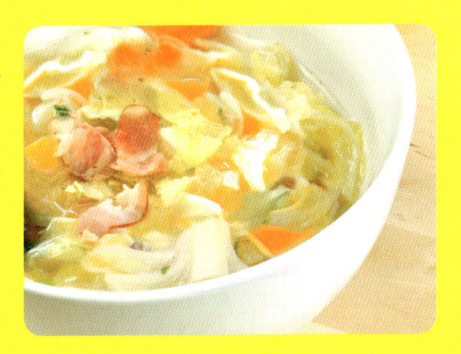

COLUMN

キャベツはカルシウムも摂れる野菜⁉

　カルシウムを含む野菜はたくさんありますが、実は体内に吸収できるものは少ないんです。その点、キャベツは、カルシウムの吸収を助けるビタミンKを含んでいるため、吸収率は牛乳と同じ50％！　ビタミンKは脂溶性なので、スープに少しオイルをたらしたり、ベーコンを炒めてからスープにしたりすると、より効率よく栄養が摂れます。

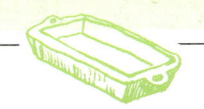

サツマイモはレンチンじゃ、もったいない！じっくり加熱で麦芽糖を5倍に！

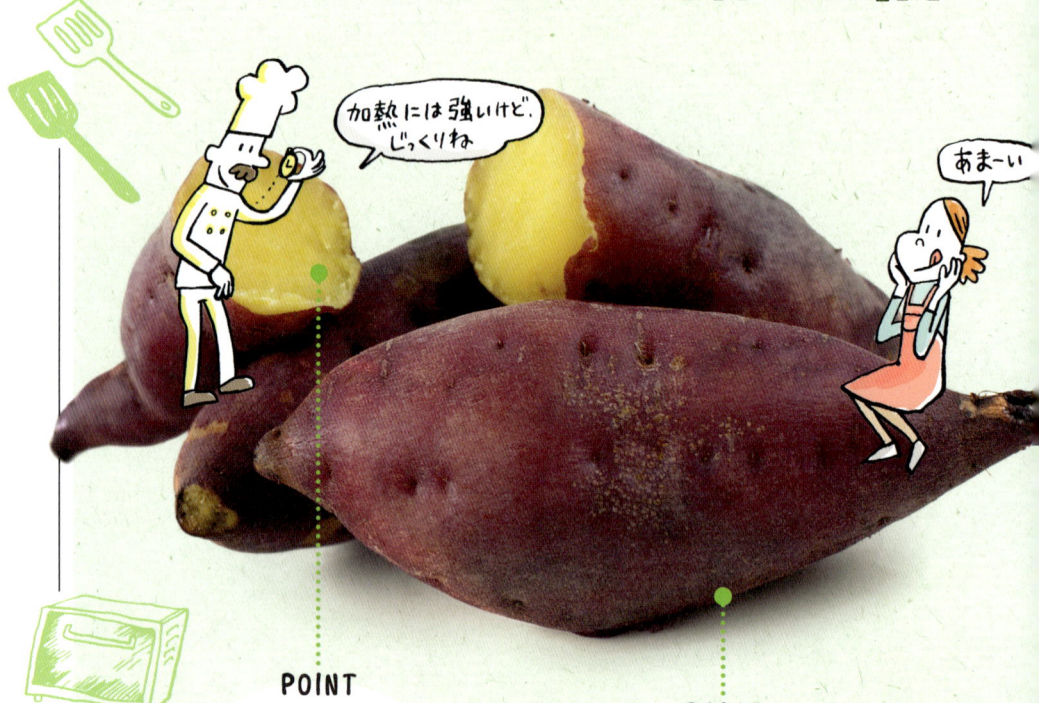

加熱には強いけど、じっくりね

あまーい

POINT

熱に強いビタミンCを持つ！

でんぷんに守られているため加熱に強いビタミンCと、コレステロール値を下げ、便通をよくする食物繊維を持つ屈指のヘルシー食材。加熱のしかたで甘みが変化。

POINT

皮には独自成分「ヤラピン」！

皮に含まれる「ヤラピン」は、胃の粘膜を保護して、腸の動きを助けます。抗酸化作用のポリフェノールも豊富なので、皮ごとがおすすめ！

「レンチン」だと糖度はたったの1/5に！

野菜の中でも断トツの甘さをほこるサツマイモは、おやつとして食べる人も多いはず。サツマイモは豊富なビタミンC、アンチエイジング効果のあるポリフェノールを含む、健康にも美容にも頼もしい食材。

でも、つい手軽だからと「レンジでチン」では、サツマイモの魅力は半減するんです。サツマイモは、でんぷんが酵素の働きで麦芽糖に変わり、甘〜くなります。ただし、この酵素の活性温度は60〜70℃。90℃以上だと働かなくなってしまいます。電子レンジでは甘くなる前に火が通るため、ゆっくり加熱したものより甘みがたったの1/5に。おいしいと感じると体の栄養吸収はアップ。しっかり甘みを引き出して。

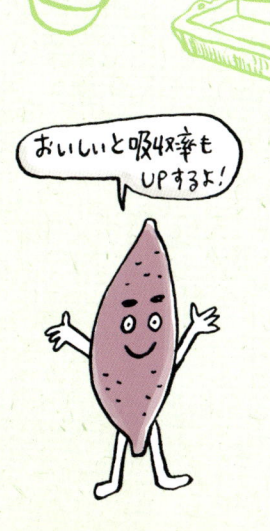

おいしいと吸収率もUPするよ！

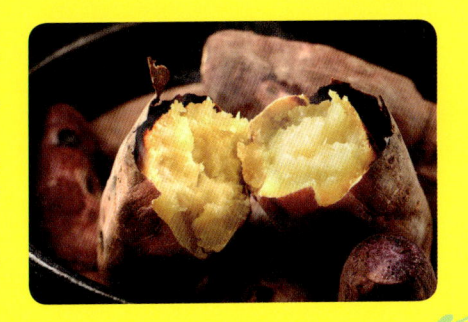

OTOKU ## サツマイモの甘さを引き出すには？

サツマイモの甘さをしっかりと引き出すためには、160〜180℃のオーブンでじっくり1時間ほど焼くか、蒸し器でふかすのがおすすめです。

でももうちょっと手軽にしたい場合には、アルミホイルに包んで、オーブントースターや魚焼きグリルを活用。40分ほど、ひっくり返しながら焼いても甘く仕上がります。

COLUMN

ゆっくり加熱なら、腸をキレイにする効果が3倍に！

お通じをよくする食物繊維が豊富で、独自成分ヤラピンが腸をキレイにしてくれるサツマイモ。さらにサツマイモの麦芽糖は腸の活動を活発にしてくれる働きもあるんです！ゆっくり加熱で麦芽糖を増やせば、甘みだけでなく、お腹の元気も手に入れられますよ。

キュウリはぬか漬けで、ビタミンB₁が8倍に！

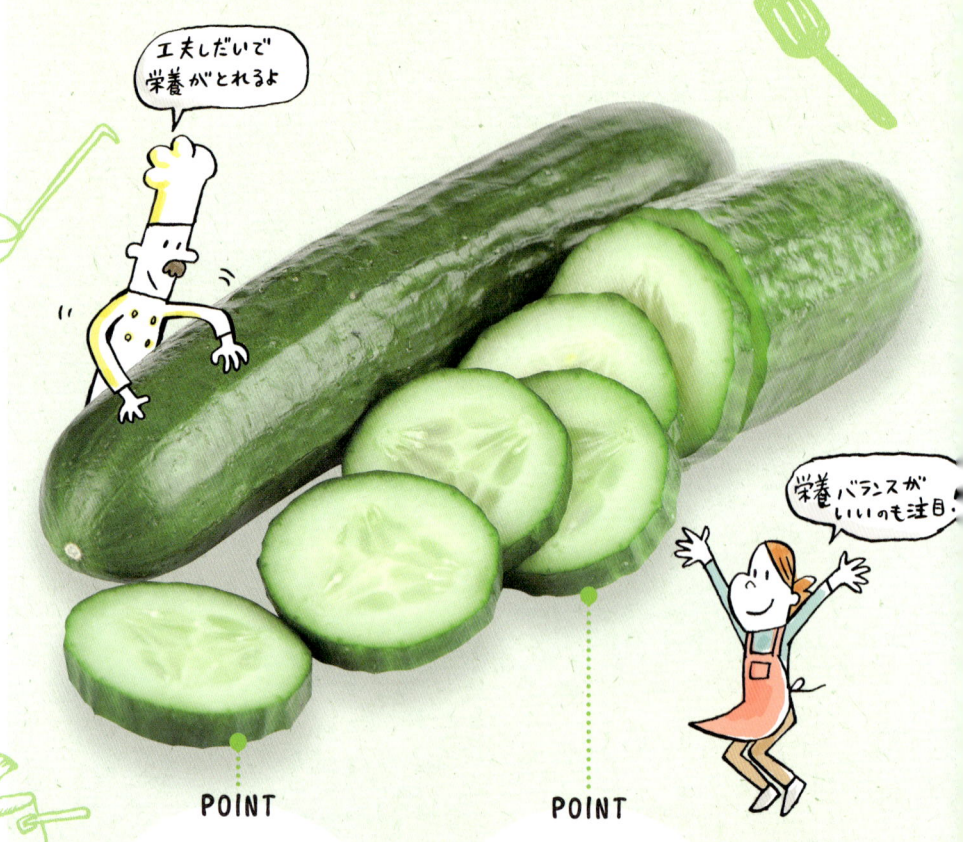

工夫しだいで栄養がとれるよ

栄養バランスがいいのも注目！

POINT

血管を元気に丈夫にする！

キュウリに含まれるアミノ酸「シトルリン」には、血管を広げて血流をスムーズにする効果が。血管を元気に保ちます。

POINT

むくみ解消のカリウムが豊富

95％が水分で夏の水分補給に最適なキュウリ。ただの水分ではなく、体内の余計な塩分を排出するカリウムを含む「デトックス野菜」。

キュウリ単体で食べるより ぬか漬けでパワーUP！

「世界一栄養のない野菜」として、ギネス認定されているキュウリ。おすすめの食べ方は油で炒めるなど、さっと加熱すること。そうすると、ビタミンCを酸化させるアスコルビナーゼの働きがストップするので、他の野菜と調理する時にビタミンCを壊しません。

　さらに、キュウリをぬか漬けにすれば、もともと持っている栄養素はそのままに、ぬかの持つ栄養成分をキュウリが吸収して、一気にパワーアップ！　疲労回復効果のビタミンB_1は8倍に、カリウムやビタミンKは3倍、ビタミンCも1.5倍に急増します。ぬかの乳酸菌も一緒に摂れるので、腸内環境を整える効果もプラスしてくれるんです。

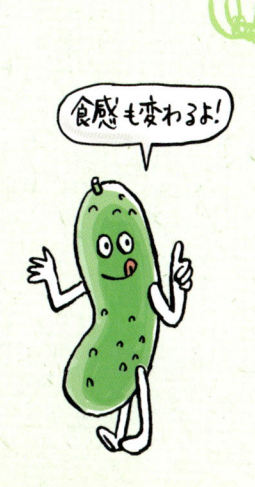

食感も変わるよ！

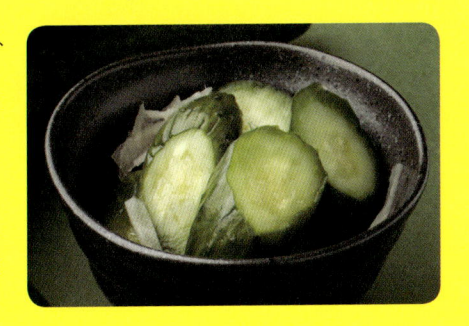

OTOKU　簡単にキュウリのぬか漬けをつくりたい！

　ぬか漬けが体にいいのは分かるけど、ぬか床から自分でつくるのはちょっと…。そういう時は、市販の熟成ぬか床を使うのもおすすめ。

　深めのホーロー容器や密閉容器などにぬか床を入れ、水気をよく拭き取って塩を塗り込んだキュウリを埋め込みます。丸のままのキュウリなら、冷蔵庫で半日～1日で完成！

COLUMN
キュウリの苦みは「板ずり」で減らす！

　キュウリにはほんの少し、苦みが感じられる成分「ギ酸」が含まれています。ギ酸はアクのもとになる物質で、キュウリの「維管束」という場所にあります。アクを抜く時には、キュウリの先端を切ってこすり合わせるか、塩をふってまな板の上でこすり合わせる「板ずり」をします。

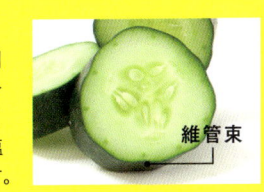

維管束

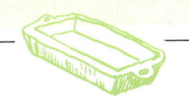

枝豆は「蒸し焼き」で ビタミンCが約2倍もUP！

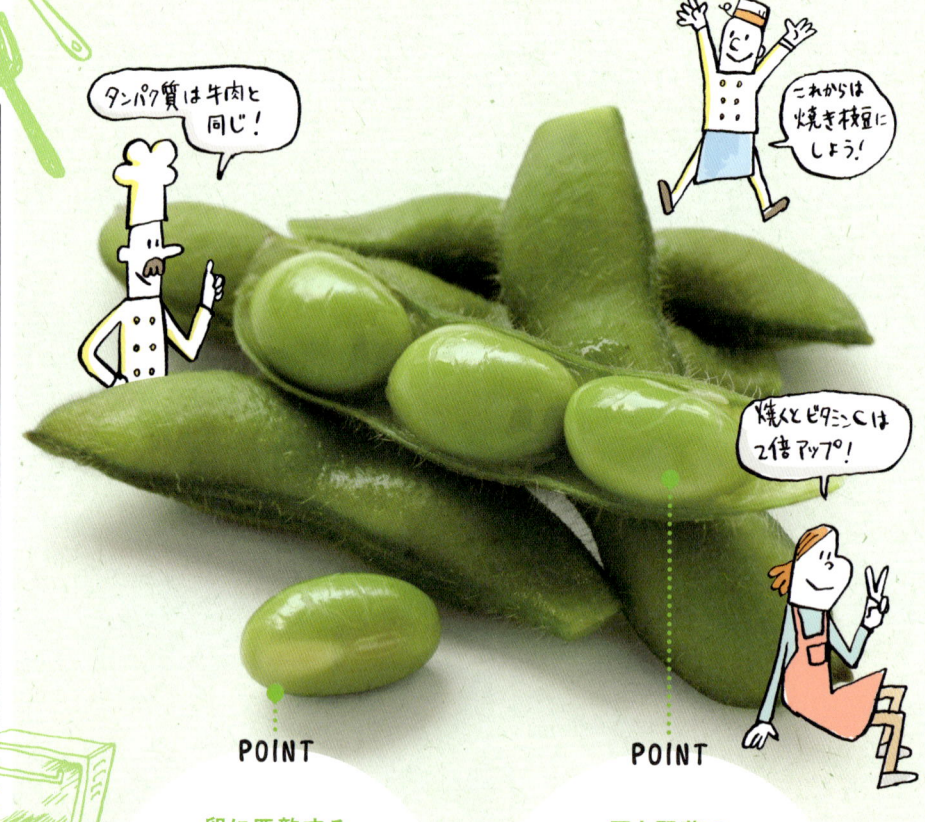

タンパク質は牛肉と同じ！

これからは焼き枝豆にしよう！

焼くとビタミンCは2倍アップ！

POINT

卵に匹敵する タンパク質！

野菜の中でも珍しくタンパク質が豊富な枝豆。卵に匹敵するんです！　食欲のない時でもタンパク質とビタミンCが同時に摂れる、ありがたいお助け野菜です！

POINT

豆と野菜の いいとこどり！

豆の特徴である良質なタンパク質やイソフラボンを含有。加えて、ビタミンB群をはじめ多くのビタミン類が含まれています！　まさに豆と野菜の長所を備えた食材です。

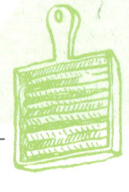

焼けば甘みも栄養もお得！

夏の風物詩・枝豆は、ビールのおともにも欠かせない存在です。アルコールを分解するビタミンB_1も含まれ、まさにおつまみの友！　枝豆といえば「茹で」ですが、最近注目されているのが「蒸し焼き枝豆」。枝豆のビタミンCは加熱に強いのですが、茹でれば5割近く流失してしまいます。でも蒸し焼き枝豆なら、ビタミンCの残存率は茹でた時の約2倍！　しかもビタミンB群などの水溶性ビタミンやむくみを取るカリウムなどのミネラルもそのまま。代謝を上げる効果のある酵素「モリブデン」は、茹でた場合ほぼ流失しますが、蒸し焼き枝豆なら茹でた時の300倍もの量が残ります。甘みもぐっとアップしてお得です。

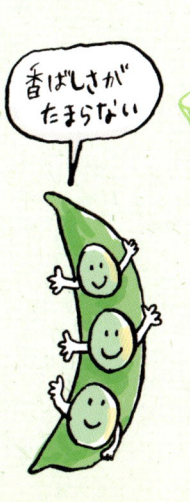

香ばしさがたまらない

OTOKU 栄養も甘みもアップする「蒸し焼き枝豆」

枝豆を茹でる時は、グラグラと沸騰したお湯に入れて一気に枝豆に熱を入れます。一方蒸し焼き枝豆の場合、フライパンなどでじっくり火を入れるため、サツマイモなどと同様に、酵素が糖をつくってくれるので甘くなるんです。

オリーブオイルやバターで炒めれば、脂溶性ビタミンであるビタミンKも摂れますよ。

1 枝豆に塩をもみ込み、フライパンで焦げ目がつくまで素焼きに。

2 フライパンにふたをして、弱火で5分ほど蒸し焼きにします。

3 枝豆にオリーブオイルをふり、全体になじませたら完成。

COLUMN

枝豆は鮮度が命！　たった1日で甘みは半分に

枝豆は収穫後も呼吸をつづけますが、その際に実の中の「ショ糖」が使われます。枝豆の甘みのもとになるこのショ糖、収穫後1日経つだけで半分以下に。枝豆を買う場合には、枝つきや根つきのものを選べば、糖の減少を1/2に抑えることができます。また冷凍枝豆は旬のものを急速冷凍しているため、栄養価は旬のものに近く、おすすめです。

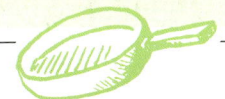

栄養の王様・アボカドは生でビタミンをしっかりガード!!

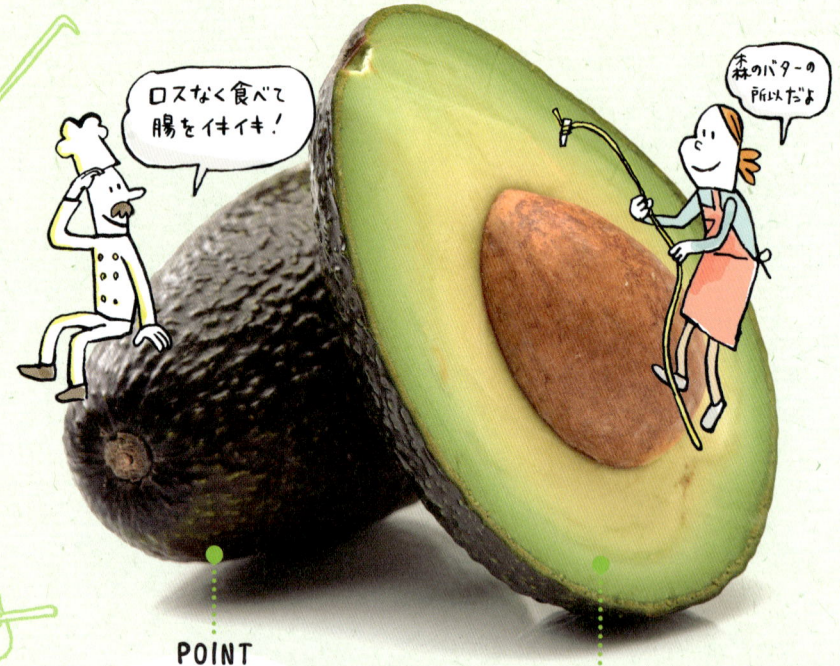

ロスなく食べて腸をイキイキ！

森のバターの所以だよ

POINT

ギネスにも認定
もっとも高い栄養価

栄養価の高さでは群を抜いているアボカド。ビタミンB群・C・Eやカリウムなどのミネラル、抗酸化作用のオレイン酸などを含んでいます。単体で食べてもしっかり栄養が摂れる完全栄養食材です。

POINT

別名「若返りの
美容液」！

抗酸化作用バッチリのビタミンEをたっぷり含むアボカドには、リノール酸やオレイン酸など、不飽和脂肪酸も豊富。アンチエイジング力を上げるだけでなくコレステロール値を下げてもくれます！

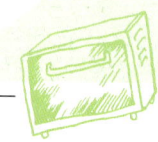
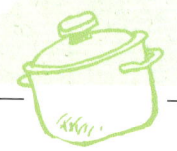

生でビタミン＆不飽和脂肪酸を逃がさない！

世界一栄養価が高いといわれるアボカド。海外では病院食としてスープで出されるほど、健康維持に欠かせない食材です。アボカドの豊富なビタミンEは脂溶性ですが、アボカド自身が脂質を持っているので、そのまま食べるだけでも充分にビタミンEが吸収できます。またアボカドに含まれる脂質はオレイン酸などの不飽和脂肪酸。悪玉コレステロールをやっつけてくれる強い味方ですが、加熱するとビタミンB群やビタミンC、カリウム、ナトリウムなどは半分以下に、ビタミンB_6も1/3になってしまいます。つまり生のほうが3倍お得！　また不飽和脂肪酸の中には、加熱によって働きが鈍くなるものもあり、やはり生で食べたい食材です。

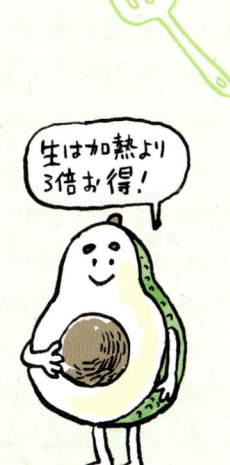

生は加熱より3倍お得！

OTOKU ## 美肌効果を狙うなら、アボカド×サーモン！

アンチエイジング効果の高いアボカド。さらなる効果を狙うならサーモンと一緒に。サーモンのコラーゲンを、アボカドのビタミンCが吸収しやすくする上、ビタミンEがさらなる美肌をつくってくれます。

また、トマトのリコピンは脂質と一緒に摂ることで体内吸収率が4倍もアップするので、こちらもおすすめの組み合わせです。

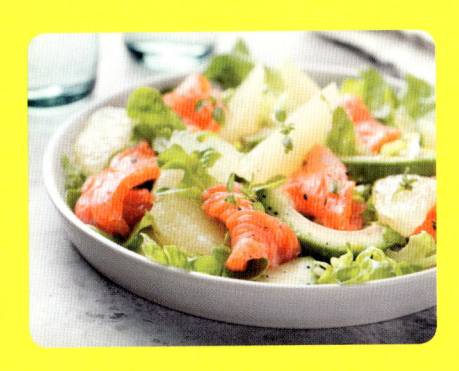

COLUMN
種の栄養も見逃せない!?

各種ビタミン・ミネラルが豊富なアボカド。存在感たっぷりの種にも、実と同じぐらいの栄養素が詰まっています。ビタミンやミネラルに加え、水溶性食物繊維が豊富なので、腸内環境を整える効果も。そのまま食べるのは難しいですが、沸騰したお湯で10分ほど煮出したものを飲めば、アンチエイジング効果も期待できます。

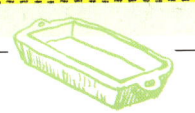

ゴーヤは下茹ですると意味なし!! ビタミンCも70%ダウン!

POINT

下茹でなしでも苦みは減らせる!

実は下茹でなしで、スライス＆塩もみだけで苦みは減らせます。ゴーヤを10分もんで置いて軽く絞るか、さっと流水で洗います。洗いすぎには注意！

> もんで10分すると苦みが減るよ

> 茹でるより炒めて！

> 茹でる場合はすぐ冷やして！

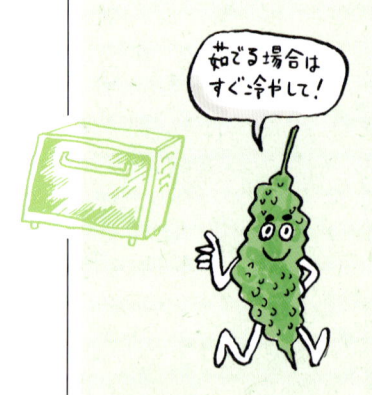

■ ゴーヤは下茹でしたら台無し！

　今や夏バテ防止野菜として、不動の地位を築いた健康野菜、ゴーヤ。独特の苦みを抑えるために下茹でをしてから調理をする場合も多いですが、ゴーヤは茹でると、何と最大70％のビタミンを失ってしまうんです。茹でた後に残ったビタミンCはたったの30％、疲労回復効果を担うビタミンB群も、1/3にまで減ってしまいます。茹でた後はすぐに冷やし、冷凍することで栄養の流失は抑えられますが、やはり多少は減ってしまいます。

　ただし、ゴーヤチャンプルーなど油で炒める調理なら、β-カロテンや、脂溶性のビタミンKの吸収率を上げることができます。加熱するなら「茹で」よりも「炒め」がマスト！

タコは揚げ物で疲労回復効果がMAX!!

POINT

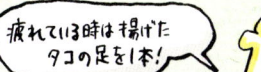

疲れている時は揚げた
タコの足を1本!

POINT

疲労回復にも、美肌にも

タコには疲労回復効果のあるビタミンB群やナイアシンも豊富なので、おつまみにおすすめ。

注目の成分「タウリン」

栄養ドリンクにも含まれることで知られるタウリン。実はタコの足を1本食べるだけで、このタウリンを1000mg摂ることができちゃいます。疲れがとれない……と感じたらタコを食べてみましょう。

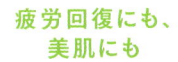

二日酔いにもバッチリ

タコで疲れを吹っ飛ばせ！唐揚げは体もアゲる効果あり！

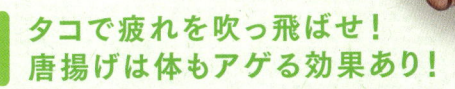

　茹でた足のブツ切りが売られているタコ。そのままスライスしてわさびじょうゆでいただくのもおいしいですが、さらに栄養アップを狙うなら唐揚げがおすすめなんです！　油と調理することで、脂溶性である美肌効果のビタミンEや、ビタミンAの吸収率を大幅アップ！　短時間の加熱だから、ビタミンB群も守れます。

　また疲労回復効果のあるタウリンは、サンマの3倍、イワシの3.5倍も含まれていて、足1本で1日分の必要量が摂れてしまいます。動脈硬化予防機能や肝機能も高めてくれるので、お酒好きにもうれしい食材です。タウリンは加熱しても減りませんが、水溶性なので煮物にする場合には煮汁も一緒に摂りましょう。

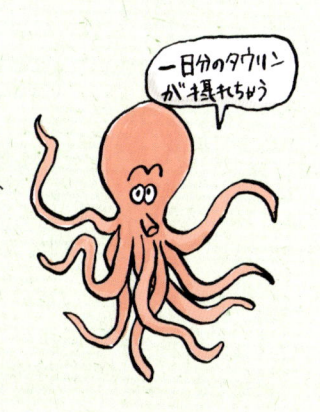

一日分のタウリンが摂れちゃう

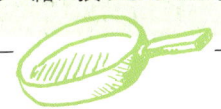

柿は生より干し柿でガン予防効果を4倍に!

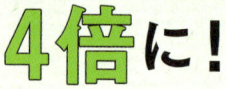

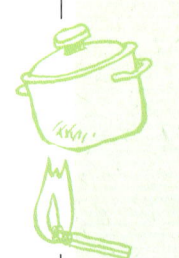

POINT

タンニンは体にいい?　悪い?

柿に含まれる渋み成分・タンニン。アンチエイジング効果や、高血圧や脳梗塞予防効果がありますが、便秘の人には逆効果の場合も。食べすぎには注意が必要です。

POINT

柿が赤くなると医者が青くなる!

ビタミンが豊富で、むくみを防止するカリウム、コレステロール値を低下させる食物繊維が豊富な柿。デトックスやアンチエイジングにも最適なんです。

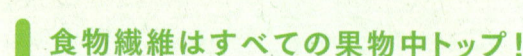

食物繊維はすべての果物中トップ!

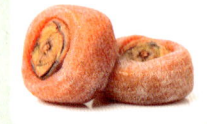

秋の味覚・柿は、栄養素のバランスがとってもいい果物。体の中と外からキレイにしてくれるビタミン・ミネラルが豊富ですが、おすすめなのは生の柿より「干し柿」なんです。

干すことで甘みが4倍にも増すので、おいしく食べられるのはもちろんですが、ガン予防効果のβ-クリプトキサンチンが何と4倍に!　これはあらゆる果物の中でもNo.1の数字です。そしてβ-カロテン量も3倍に、食物繊維はあらゆる果物の中でもトップクラスを含有!　1日2個で、必要量の半分が摂れることに。ただし、干すことでビタミンCは消失するので注意!

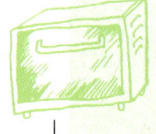

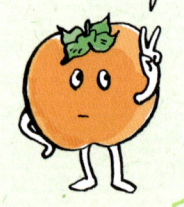

クルミは2時間浸水で消化を助けてくれる！

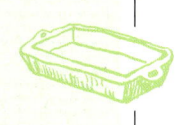

POINT

オメガ3
脂肪酸No.1！

クルミに含まれる生活習慣病予防に効果的な不飽和脂肪酸・オメガ3。アメリカの研究では、クルミがもっともコレステロール値を下げるという結果に。

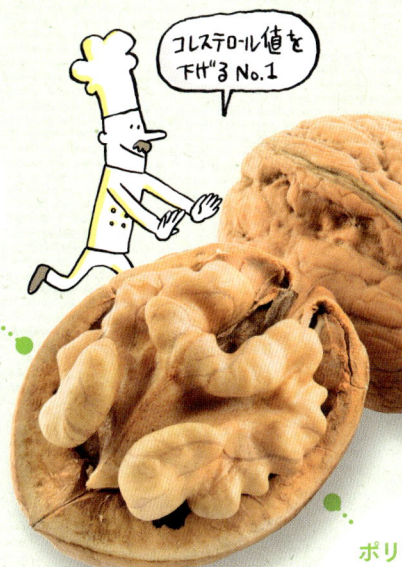

コレステロール値を下げるNo.1

1日の摂取量は10粒がベスト

POINT

ポリフェノールでアンチエイジング！

老化を防ぐポリフェノールが豊富なのもクルミの特長。その量、ブルーベリーの約1.5倍！　でも、1日10粒までに。

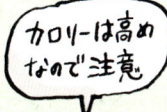

「2時間浸水」でアブシジン酸の動きを止める！

　クルミを含め種子類は、成長の力を秘めたパワーフード。生活習慣病対策やアンチエイジングにぴったりの食材。

　しかし、クルミを含む種子類には、発芽を抑える「アブシジン酸」という成分が含まれています。これが酵素の働きを鈍らせると考えられているんです。

　アブシジン酸の働きを止める方法は2つ。「ロースト」か「水に浸す」のどちらかです。ローストするとポリフェノールは2倍に増えますが、逆にビタミン・ミネラルなどは減少してしまいます。またオメガ3脂肪酸も酸化してしまうため、2時間ほど浸水させてから食べるのがベストな食べ方です。

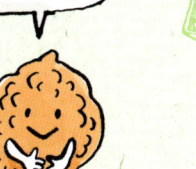

カロリーは高めなので注意

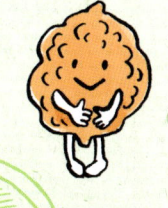

キムチは最初に入れちゃダメ!?
栄養をムダにしない
炒め物のつくり方

キムチの栄養を
ムダなく摂取しよう!

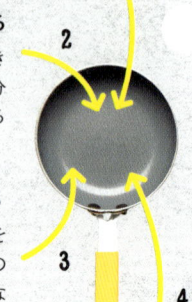

「どうせ全部炒めるんだから」と食材を同時に入れたりしていませんか？ せっかく時短できても栄養ロスになるなら意味がありません。炒める順番を知ればもっと栄養満点な調理に！

まずは、加熱すると栄養効果がアップするニンニクなどの食材から順に炒め、ビタミンCが多い野菜など、加熱すると栄養がなくなってしまうものを最後に入れるようにしましょう。

ちなみに、キムチ炒飯をつくる時、酸味を飛ばすためにキムチを先にしっかり炒める場合がありますが、これはNG！ しっかり加熱することで乳酸菌が死滅し、ビタミンB群も加熱で壊れてしまいます。炒めるなら最後に入れてさっと火を通すだけにしましょう！

野菜炒めの得する 具材入れの法則

1 ニンニクやネギを投入！
フライパンに油を入れたら、ニンニク、ネギなどの細かく切った香味野菜を入れます。ニンニクやネギのアリシンは、細かく切ると活性化し、油と炒めることでさらに相乗効果が。でも強火はNG。

2 肉の栄養を閉じ込める
肉類を入れて表面を焼き固めることで、旨み成分とともに栄養が流出するのも防ぎます。

3 ニンジンを油で炒める
ニンジンなど緑黄色野菜を入れます。緑黄色野菜のβ-カロテンは油で炒めないと吸収率大幅ダウン！

4 最後の数十秒が損得の分かれ目
最後にキャベツなど、ビタミンCを含む野菜を入れて30秒以内で炒めれば、ビタミンCの流出を最低限に抑え、適度にシナって量も摂れます。

1
2
3
4

冷蔵庫に入れるの、ちょっと待って!

食材を劣化させない保存テク

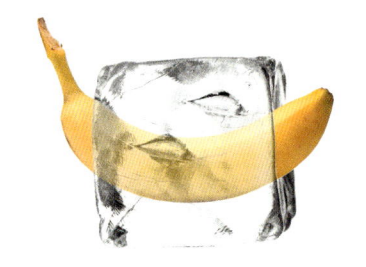

「とりあえず…
冷蔵庫に入れておけばOK」
は大間違い！

忙しい日々の中で毎日食材を買い足すのは大変。
週末に1週間分をまとめ買いという人も多いはず。
でも、保存のしかたで栄養を大損しているかも⁉
保存の法則を知って、フレッシュな栄養を体に届けましょう！

常温

「冷た〜い」が苦手な野菜

トマト、ナス、キュウリなどの夏野菜や、里芋、サツマイモなど、原産地が温かい国の野菜は寒いところが苦手。低温障害を起こさないよう、常温か野菜室保存がマストです！

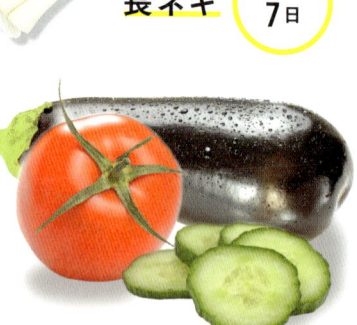

長ネギ 保存日数 **7日**

トマト類 保存日数 **3〜5日**

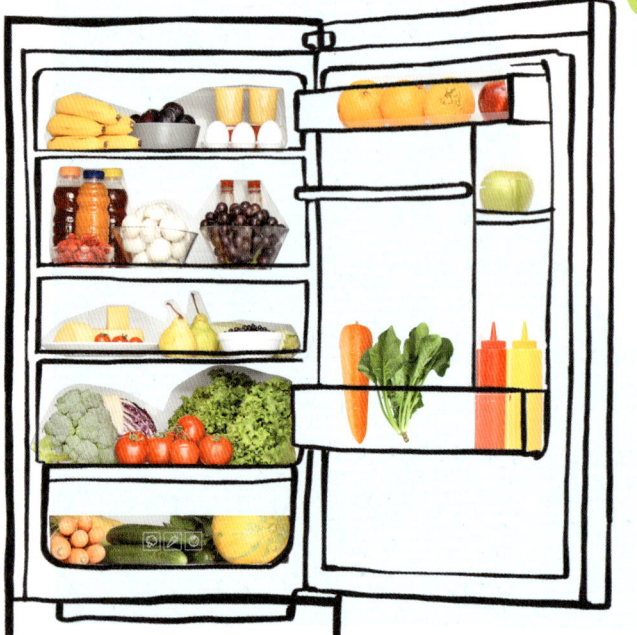

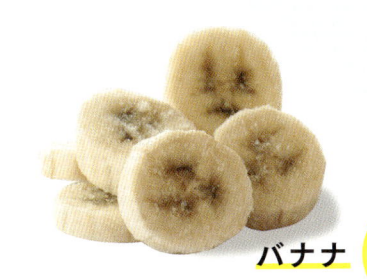

冷凍

冷凍で元気になる食材

きのこ類は冷凍するとアミノ酸が元気に！旨みも栄養も4倍以上アップ。バナナは冷凍することでポリフェノールの元気倍増！

バナナ 保存日数 **1ヵ月**

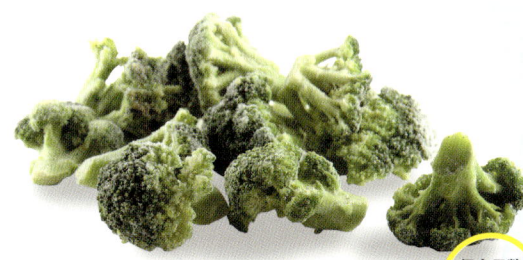

ブロッコリー 保存日数 **1ヵ月**

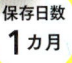
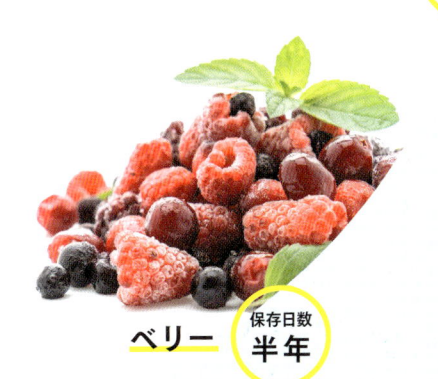

ベリー 保存日数 **半年**

RULE 1

野菜は「育った環境で保存」が基本のキ！

夏野菜や、原産地が熱帯の野菜は寒いところが苦手。冷蔵庫に入れっぱなしだと、低温障害を起こしてビタミンが減ってしまうことも。ペーパーや新聞紙にくるんで風通しのいい場所に置くか、冷蔵庫内でも温度の高い野菜室へ。長ネギなど、タテに生育する野菜はタテ置きにするのもポイントです。

RULE 2

野菜の常温保存は「温度」と「光」を意識する！

野菜を劣化させる原因は大きく分けて2つ。野菜の呼吸によって水分が蒸発することと、光合成が行われるために自身の水分を使ってしまうこと。温度が高い場所では、呼吸が激しくなり、光が当たる場所だと光合成が進んでしまいます。冷暗所（14℃以下の日が当たらない場所）に段ボールなどを置き、その中で保存しましょう。冷暗所がない場合は野菜室へGO！

トマトは冷蔵庫より**常温保存**！リコピンが最大**60%**増!!

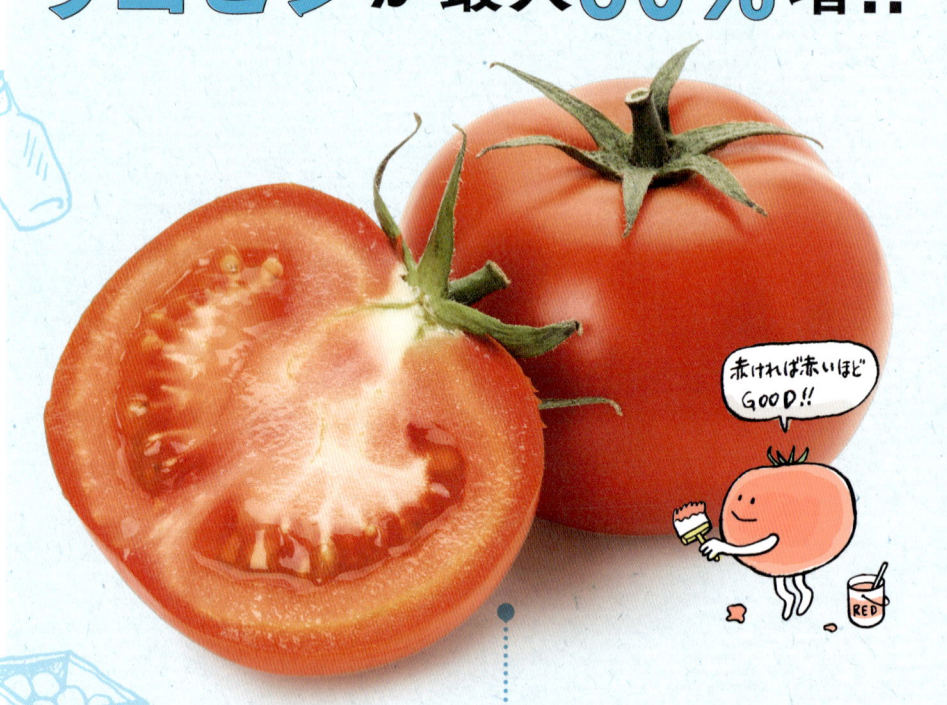

赤ければ赤いほど
GOOD!!

RED

POINT

赤ければ赤いほど ハイパワー！

肌や血管の老化を防ぐリコピン。その抗酸化作用はビタミンEの100倍！トマトの「赤」が濃ければ濃いほど、リコピンがたっぷり含まれる証です！

MEMO

完熟したトマトの色は濃く、黒みを感じるほど真っ赤。軽く押すと適度にやわらかく感じます。ただし、やわらかすぎるとすぐに傷みだしてしまうので注意！

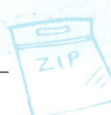

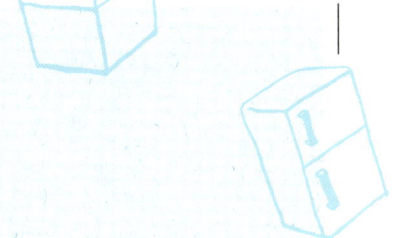

買った時よりもっと
トマトをパワーアップさせるコツ！

　水分の多いトマトは傷みやすいから……といって、すぐに冷蔵庫へ直行させていませんか？　もしかしたら、今まで大損していたかも。温かい地域が原産のトマトは、寒いのが大嫌い。冷蔵庫に入れっぱなしでは低温障害を起こして、アンチエイジングの救世主・リコピンが大幅ダウンしてしまいます。

　トマトをすぐに食べない場合、少し固さのあるものを選んで、お部屋で「追熟」させれば、リコピンが最大60％もアップするんです！　もともとカロテノイドの一種・リコピンは脂溶性なので、油と一緒に摂ると吸収率も2〜3倍にアップしてくれます。生は体を冷やすのでオイル＋加熱がおすすめです！

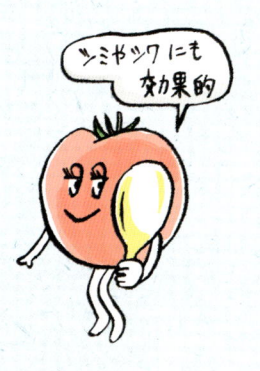

シミやシワにも効果的

OTOKU

新常識！
リコピンを増やす保存法

追熟させるためには「温度」が重要！　夏場は2、3日、冬場は1週間の常温保存がおすすめ。

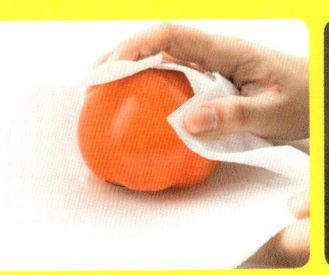

1 1つずつ新聞紙で包みヘタを下にしてカゴへ。

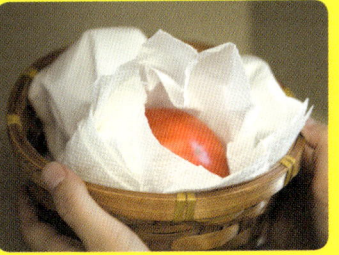

2 15〜25℃の直射日光の当たらない場所に置く。

COLUMN
冷蔵保存は低温障害に注意！

　完熟しきっているトマトは、そのまま常温に置いておくと1週間でビタミンCが15％にダウン！　しかし5℃以下での冷蔵庫でも、低温障害を起こして、ぷよぷよになってしまいます。保存する時にはポリ袋などに入れて野菜室に入れ、冷えすぎを防ぎましょう。冷凍する場合は、ヘタを取ってから食品用フィルムにしっかりと包んで乾燥を防ぎましょう。

ジャガイモは「チルド室保存」で、2倍の糖度にしちゃおう！

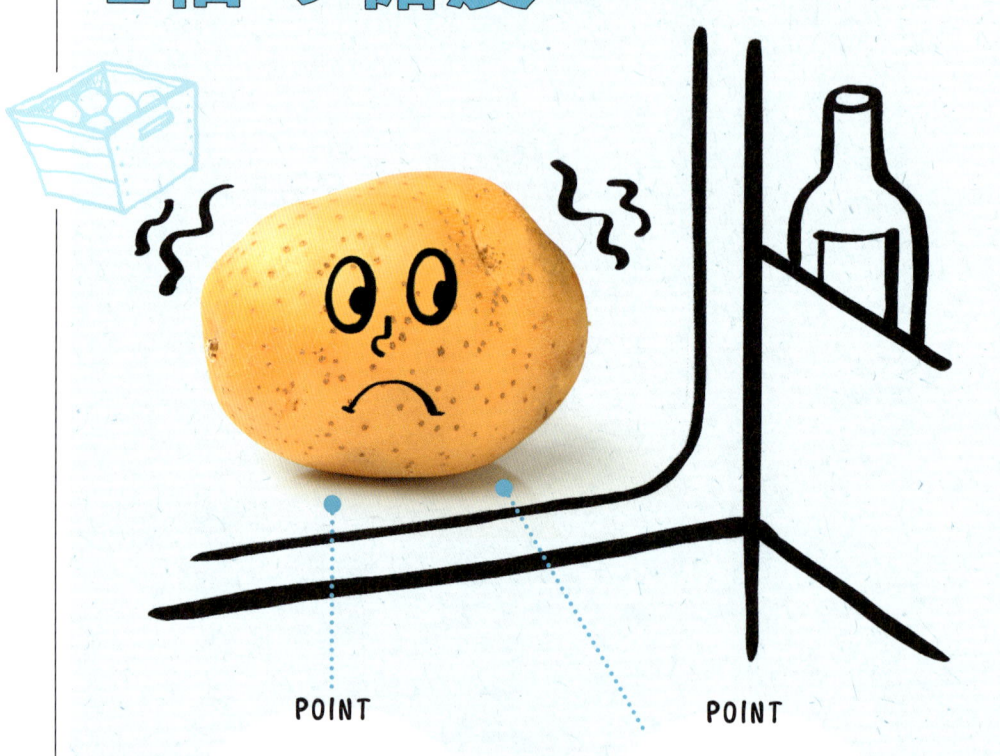

POINT

でんぷんが大活躍！熱に強いビタミンC

ジャガイモの主成分はでんぷん。食べると満腹感を得やすく、腸内環境も改善してくれるのでダイエットにも最適。ビタミンCを熱から守る働きも。

POINT

みかんと同量のビタミンC！

ビタミンCはフルーツなどに含まれるイメージですが、ジャガイモにも豊富に含まれているんです。特に皮の付近に多いので、皮ごと食べるのがおすすめ！

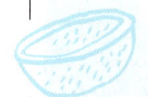

甘みをつくる正体は「でんぷん」!

　ジャガイモといえば常温保存が定番ですが、チルド室保存がおすすめなんです!　その秘密は、ビタミンCなどを守るでんぷんの働きにあります。

　寒い環境では、0℃に近づくとジャガイモ自身が凍ってしまわないよう、内部のでんぷんを分解して糖をつくります。家庭の冷蔵庫ならばチルド室の温度がぴったり。2週間のチルド室保存で甘みは約2倍に!劣化を防ぐ上に甘みもアップするのでお得です。糖度が上がると満足度も上がるので、ご飯やパンなどの炭水化物を控えたい場合にも最適。でんぷんが粘着質になってねっとりとした食感になるため、煮込み料理などに使うとよりおいしくなりますよ。

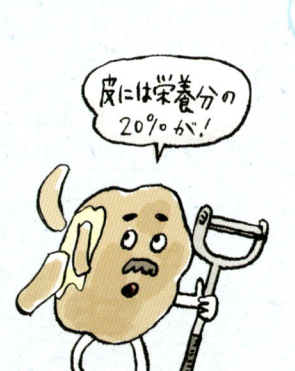

皮には栄養分の20%が!

OTOKU 　**冷蔵保存の敵は「乾燥」!**

　ジャガイモの保存には適度な湿度が必要ですが、そのまま冷蔵保存をするとすっかり乾燥してしまいます。水分が抜けてしわしわになってしまうので、冷蔵庫に入れる前には乾燥を防ぐために、フキンや新聞紙でくるんで。

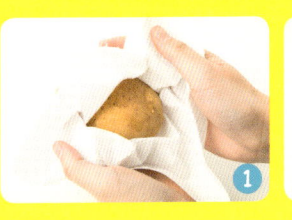

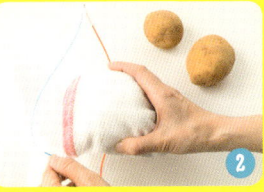

1　ジャガイモをキッチンペーパーや新聞紙などでくるむ。

2　その上からぬれタオルでおおい、ビニール袋に入れてからチルド室へGO!

COLUMN
ヒントは北国の「雪室貯蔵」!

　雪国では、ジャガイモを保存する時に雪の中に埋める「雪室貯蔵」という習慣があります。雪の中は外気よりも暖かく0℃前後となるため凍結しない上に、ジャガイモが嫌う乾燥も防いでくれます。

　しかも雪室貯蔵を経たジャガイモは、何と収穫した時に比べて糖度が16倍にもなるんです!　この現象は「低温糖化」と呼ばれ、科学的にも実証されていますが、これをヒントにしたのがチルド室保存なのです。

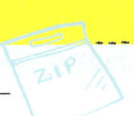

しいたけは日光浴でビタミンDを10倍に増やす！

太陽に当てるのがキモ！

日光浴で栄養も旨みもアップ

かんたんだね

POINT

生しいたけは必ず「逆さ」に！

生のしいたけを干す時や保存する時には、カサを下に置くのが基本。上にしておくと胞子が落ちて、そこからしなびたり黒ずんだりしてしまいます。

MEMO

天日干しはさまざまな野菜のおいしさを高めてくれますが、栄養価もアップするのはしいたけだけ。実はしいたけ同様、人間の体内のビタミンDも、日光浴で増えるんです。

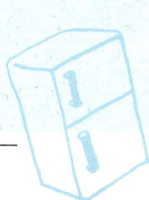

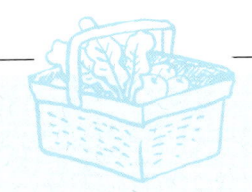

日に当たっていないしいたけは、ビタミンDが "ゼロ" だった！

　しいたけを代表する栄養素といえば、カルシウムの吸収を高める「ビタミンD」。しかし、日の当たらない室内で栽培されたしいたけのビタミンDは、出荷時はほぼゼロなんです。実はしいたけの「エルゴステロール」は、紫外線を浴びることでビタミンDへと変化します。そのため、調理前に30分〜1時間干せばビタミンDは何と10倍！　食物繊維やビタミンB_1も10倍にアップするので、美容効果もバツグンです！

　市販の干ししいたけの中には、熱風などで乾燥させたものもあるため、ビタミンDを確実にモノにしたいなら、生しいたけも、干ししいたけも、「天日干し」が絶対にお得。レンジ干しは意味がありませんよ！

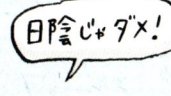
日陰じゃダメ！

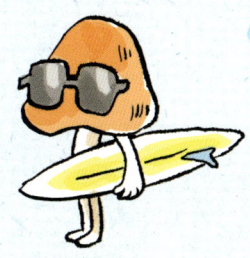

OTOKU 「自家製干ししいたけ」のポイント

　ざるや干し野菜用ネットなどを使い、丸ごとしいたけを干す場合にはカサを下に、軸を上にします。しっかり干したい場合は、スライスしてまんべんなく日光が当たるように並べましょう。すぐに使う場合には、干す時間は30分ほどでOKですが、保存性を高めたいなら1〜2日干して、しっかり水分を抜くのがおすすめです。

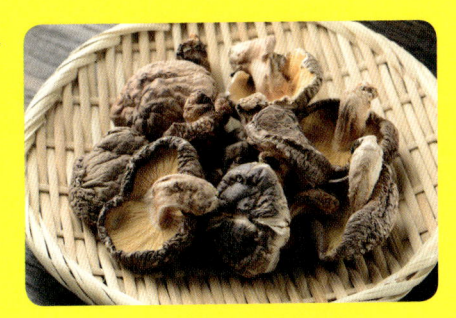

COLUMN

おいしい干ししいたけの戻し方

　軽く水洗いしカサの裏が水に浸るように浸けます。食品用フィルムを水面に密着させて冷蔵庫へ。ひと晩待つと旨み成分が10倍増えてさらにおいしくなります。しいたけの軸をつまんでやわらかくなっていたらできあがり。

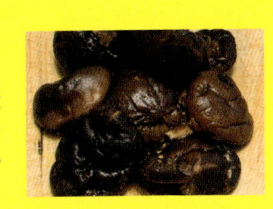
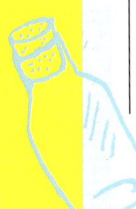
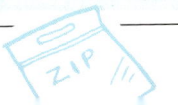

おいしさも栄養価も3倍の冷凍きのこ！

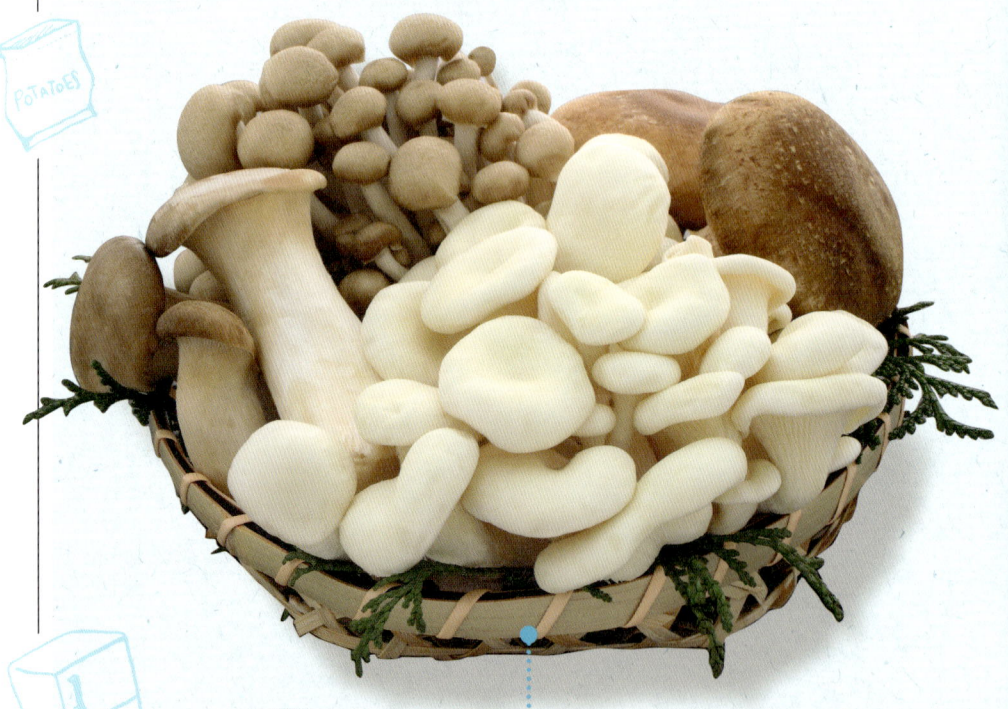

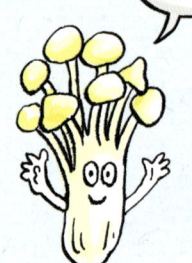

賞味期限も
延びるよ〜

POINT

体にもうれしい、きのこのアミノ酸

きのこの旨みのもとであるグアニル酸やアミノ酸、アスパラギン酸などは、生活習慣病予防や疲労回復に効果あり！

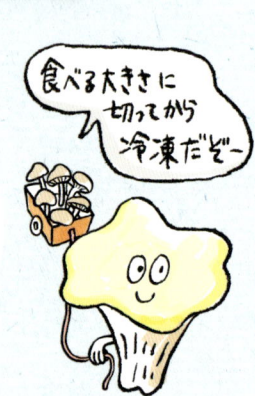

食べる大きさに
切ってから
冷凍だぞー

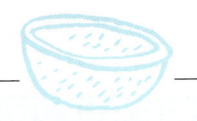

いいことだらけの冷凍きのこパワー

ローカロリーなのに、実はとっても栄養豊富なきのこ。きのこ類の栄養をお得に摂るためには「冷凍保存」が賢い方法なんです！ というのも、生のきのこには旨み成分はほぼなし。旨みが出るのは、きのこの細胞が「壊れた」時です。きのこを冷凍すると、水分がふくらんで細胞壁を壊し、RNA分解酵素という酵素が働いて初めて、旨み成分をつくり出します。冷凍した時と調理する時の2度、この酵素が働くために「グアニル酸」「アスパラギン酸」などの成分が3〜4.5倍にアップするんです。

解凍すると旨みや水溶性ビタミンが流れ出てしまうので、調理する時は必ず凍ったまま使いましょう。

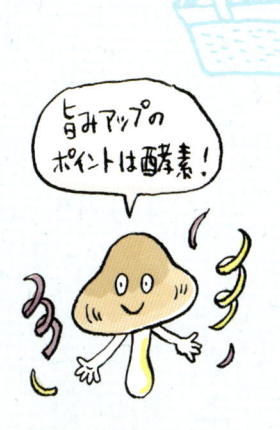

旨みアップの
ポイントは酵素！

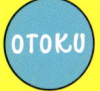

OTOKU 冷凍がおすすめな きのこBEST3！

特に冷凍をおすすめしたいきのこはこの3つ！ 調理は、「解凍せずに煮込む」が基本。

BEST 1
食べ方でキノコキトサンが
12倍アップする
「えのきだけ」

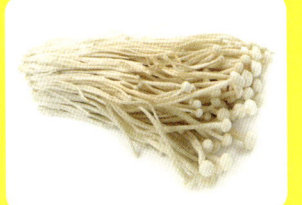

ダイエットに有用な働きをするキノコキトサン。きのこの中でもえのきだけにいちばん多く含まれています。「ミキサーにかける＆冷凍」のダブルで細胞を壊すと、キノコキトサンが何と12倍にアップ！

BEST 2
栄養バランス
満点の
「ぶなしめじ」

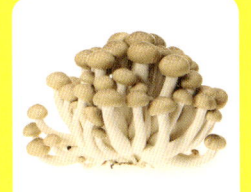

代謝アップや美肌効果のビタミンB群が豊富なぶなしめじですが、水気で傷みやすいのが玉にキズ。石づきを切り落として、小分けにして冷凍すれば、1ヵ月保存が可能です！

BEST 3
ダイエット効果
「MXフラクション」を
もつ「まいたけ」！

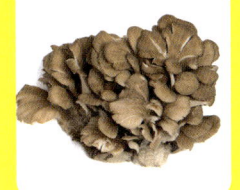

ダイエット効果のあるMXフラクション。80℃以上で分解されてしまうのでみそ汁やスープの仕上げにさっと入れるのがおすすめ。冷凍をすると短時間で旨みが溶け出します。

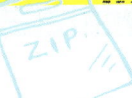

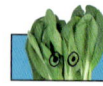
冷凍小松菜で ビタミンCを守れ!

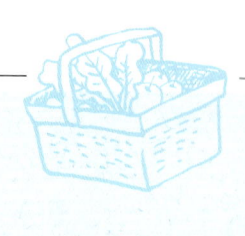

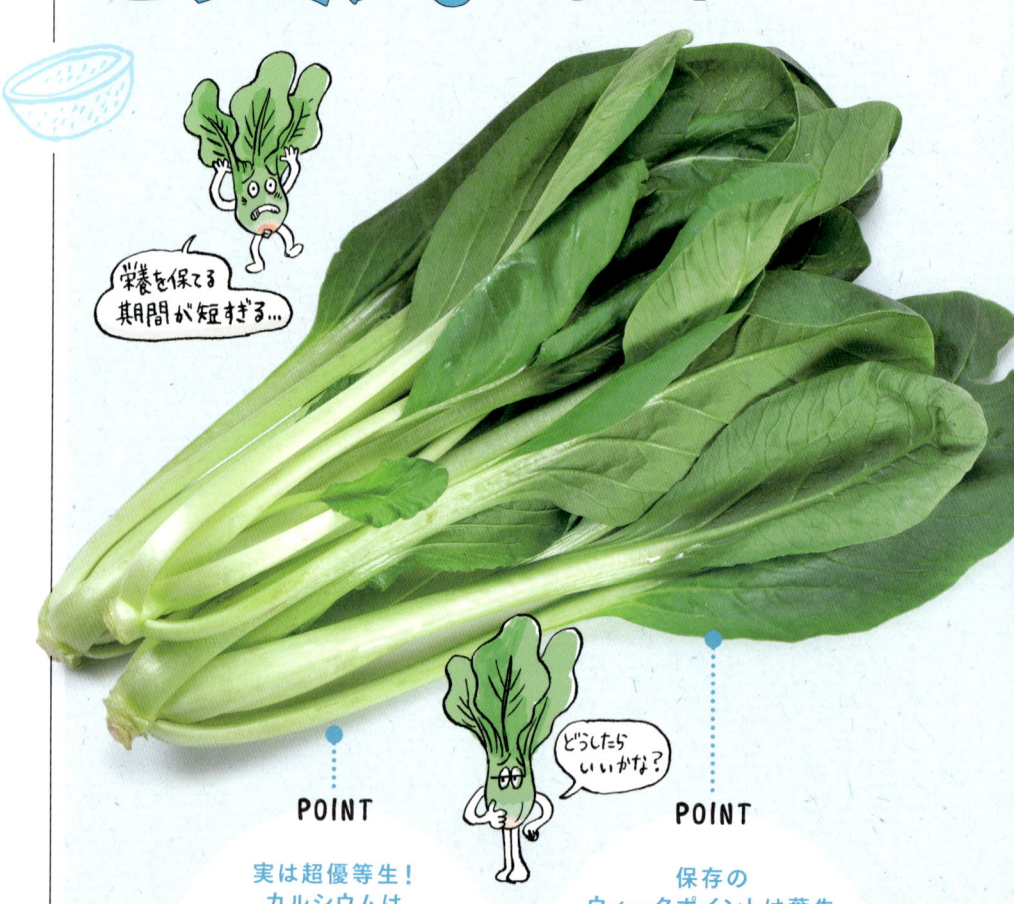

栄養を保てる
期間が短すぎる…

どうしたら
いいかな?

POINT

実は超優等生!
カルシウムは
ほうれん草の4倍

ビタミンやミネラルが豊富な小
松菜。エリート野菜のほうれん
草と比べても、カルシウム、鉄
分、ビタミンCは小松菜の方が
実は上です! 知ってましたか?

POINT

保存の
ウィークポイントは葉先

葉物野菜の小松菜は、時間
とともに生長点である葉先
からどんどん水分が蒸発し
て、2〜3日でしなびてしま
います。買ってきたら早め
の保存を心がけましょう!

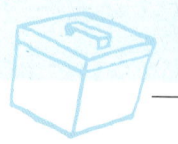

冷凍保存の小松菜は
味も栄養も60％アップ!!

アクが少ない小松菜は、茹でずに食べることもできますが、やはり茎の固さが気になるし、生ではたくさんは食べられませんよね。そこでおすすめなのが「冷凍小松菜」。

茹で調理で流れ出してしまうビタミンCやビタミンB群を守ることができる上、一度冷凍した小松菜は細胞壁が壊れてやわらかくなり、茹でた時より食感もいいんです。小松菜は葉先からどんどん水分が失われるため、冷蔵保存でも2〜3日しかもちませんが、冷凍すれば2〜3週間保存できるのも魅力です。旬を迎えた冬の小松菜は、甘みも栄養も豊富。ビタミン不足になりがちな季節の、強〜い味方なんです。

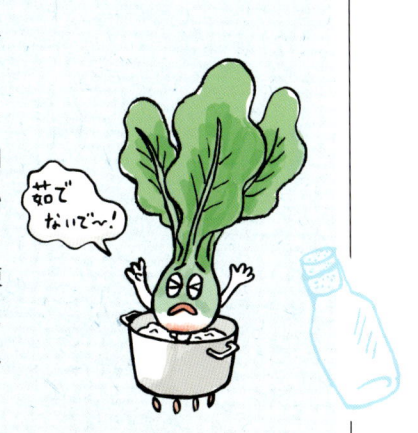

茹でないで〜!

OTOKU そのまま冷凍庫に入れるだけ!

小松菜を水洗いしたら、よく水気を切ってそのままビニール袋や食品用フィルムに包んで冷凍庫へ。解凍する時は、冷蔵庫に移すか、常温で自然解凍。水やお湯で解凍するのはビタミンが流れてしまうので避けましょう。

おひたしにしたり、ゴマ油と塩でナムルにするなど、なるべく調理時間を少なめにするのが◎。

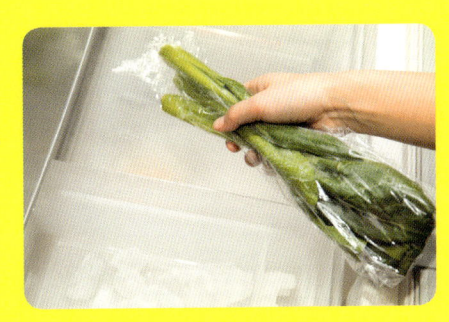

COLUMN
生のままで保存するなら…

冷凍する時間がない時も常温保存は避け冷蔵庫の野菜室へ。野菜は生育した状況と近い形で保存するのが基本ですが、小松菜も例外ではありません。

根を下にして立て、葉が乾燥しないように濡らしたキッチンペーパーや新聞でくるみます。冷蔵保存のままなら、2〜3日ほどで食べ切るようにしましょう。

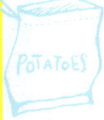

1週間でタマネギの ポリフェノールを4倍に！

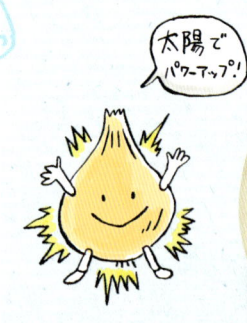

太陽でパワーアップ！

POINT

タマネギは 最強の 血液サラサラ食材！

タマネギは実のアリシン（P.18）＆皮のポリフェノール「ケルセチン」の合わせ技で、最強の「血液サラサラ野菜」なんです！

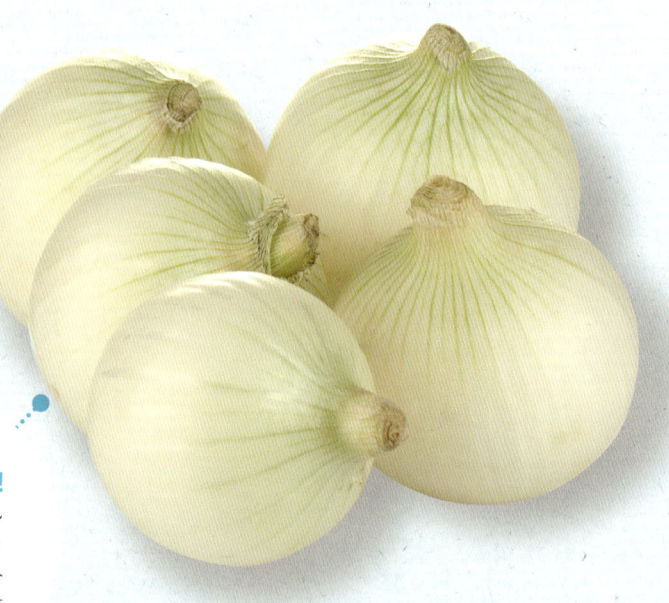

知らなきゃ損！ 実の部分の 「ケルセチン」を日光で増やす方法

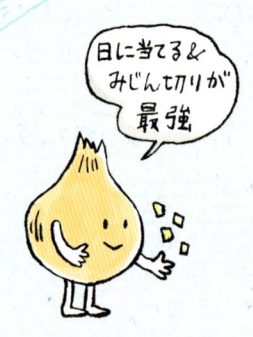

日に当てる＆みじん切りが最強

　タマネギの皮に多く含まれる「ケルセチン」は血液をサラサラにして動脈硬化を防いでくれます。皮をそのまま食べるのは難しいけれど、可食部分のケルセチンを増やす方法があるんです！　ケルセチンは、皮を取りのぞいてから約1週間日光に当てると、細胞を守ろうとしてケルセチンの量を4倍に増やします。加熱や冷凍でも成分は壊れませんが、水に溶け出しやすいので、調理するならスープや煮込み料理にして汁ごと食べるのがおすすめ。細かく刻めばアリシンも活性化します。また取りのぞいた皮は煮出して「皮茶」にすれば、さらにお得に栄養が摂れますよ。

最長1ヵ月!? 冷凍バナナで長持ち&アンチエイジング効果が倍増!!

元気&美肌効果を手軽にチャージ

POINT

トップレベルの抗酸化力!

野菜・果物の中でもNo.1を争う抗酸化力を持つバナナ。栄養豊富で、免疫力も高めてくれる頼もしい存在です。

そのままよりも冷凍でアンチエイジング

　生活習慣病予防やアンチエイジングにも役立つポリフェノール類。バナナは赤ワイン、緑茶に続いて第3位の実力ですが、ポリフェノールをお得に摂るなら冷凍がおすすめ！　バナナは黒い斑点（シュガースポット）が出るのが完熟の合図。糖度が増すだけでなく、ポリフェノールも倍増するんです。しかしシュガースポットが出始めたバナナは酸化しやすく、ポリフェノールの働きもすぐに鈍くなってしまいます。そこで、シュガースポットが出始めたらすぐに冷凍保存を。

　つくり方はバナナの皮をむき、食品用フィルムで包んで冷凍するだけ。そのまま食べておやつに！

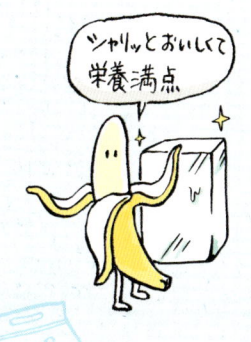

シャリッとおいしくて栄養満点

冷凍保存でシジミの オルニチンを8倍増に！

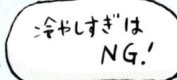

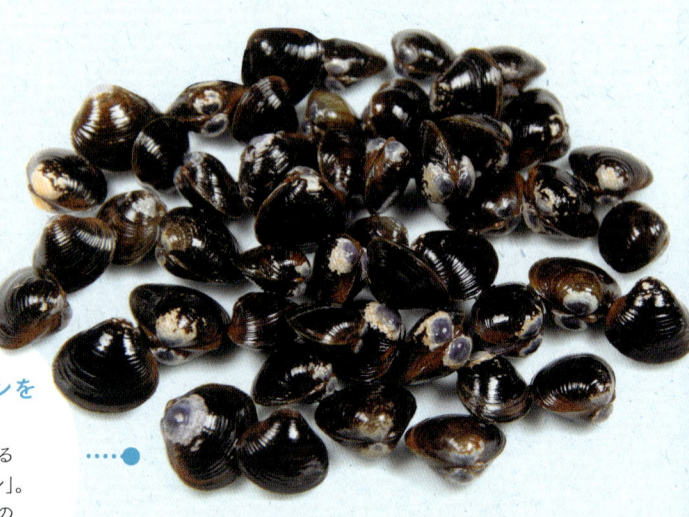

POINT

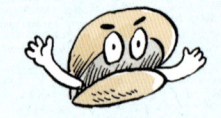

オルニチンが 血中の成長ホルモンを 高める！

二日酔い対策で知られる シジミの「オルニチン」。 睡眠時の成長ホルモンの 分泌を促進するアンチエ イジング効果も。

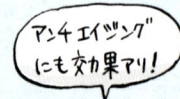

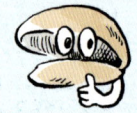

MEMO

シジミは湖沼の中で、 あらゆる毒性生物をろ 過して栄養成分のみを 吸収して生きる「海の ターミネーター」。

「ゆっくり冷凍」でオルニチンを増やせ！

アミノ酸の一種であるオルニチン。肝臓の働きを助 けて疲れをとってくれる、特にお酒を飲む人にはうれ しい成分ですが、シジミを冷凍することでこのオルニ チンを8倍に増やすことができるんです！

コツは急速冷凍ではなく、-4℃とやや高めの温度で 冷凍すること（一般的な家庭の冷凍庫は-18～22℃）。 ジッパー付きの保存袋にシジミを入れて新聞紙などに 包んで冷凍庫へ入れることで、冷えすぎを防ぎゆっく り冷凍できます。

冷凍シジミは解凍せず、そのまま鍋に入れたり、み そ汁の具材にしたりするのがおすすめ。保存期間は約 1ヵ月です。

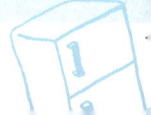

もやしはチルド室へGO！
鮮度も栄養も9割キープ！

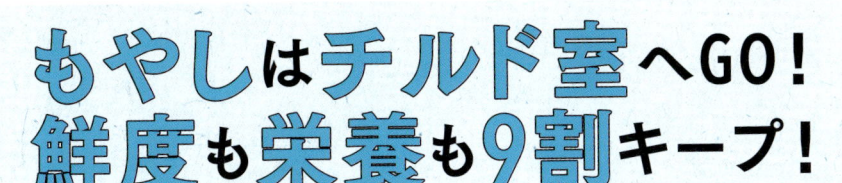
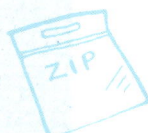
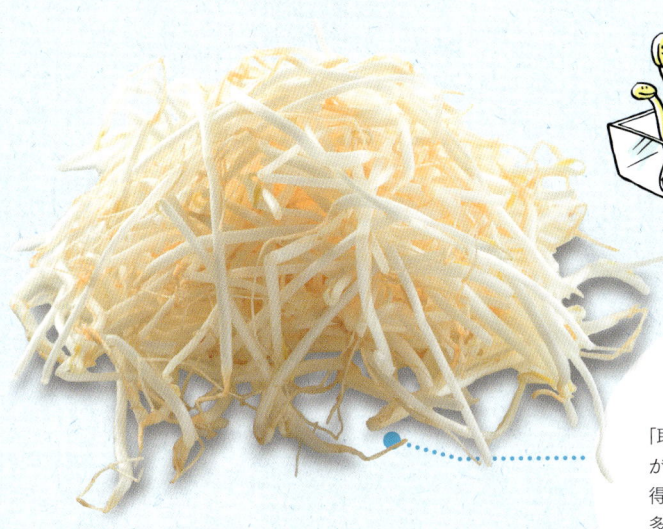

もやしの日持ちしない問題に決着！

POINT

もやしのヒゲ根は取らないで！

「取る派」も多いヒゲ根ですが、取らない方が絶対にお得！ 食物繊維がもっとも多く含まれている上、ヒゲ根を取ることでビタミンCの流出も増えてしまいます。

もやしはチルド室保存が適温だった！

　ビタミン・ミネラルが豊富で何といっても安い！ 月末のお助け食材・もやしですが、唯一の欠点は日持ちしないこと。水分が多く、低い温度を好むので常温や冷蔵室では、あっという間に傷んでしまいます。でもチルド室を活用することで、栄養を守りながら保存することができるんです！

　熱湯をかけるか電子レンジに20秒ほど軽くかけてさっと加熱し、水気をよく拭きます。食品用フィルムに小分けしてチルド室に入れれば1週間、みずみずしさを保ちます。室温だと3割、冷蔵でも5割失われてしまうビタミンCを、冷凍ならば、3日後でも何と9割をキープしてくれます。

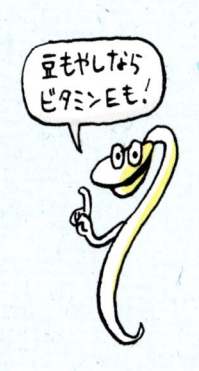

豆もやしならビタミンEも！

ご飯の後に眠くなるのは、「太るサイン」!?

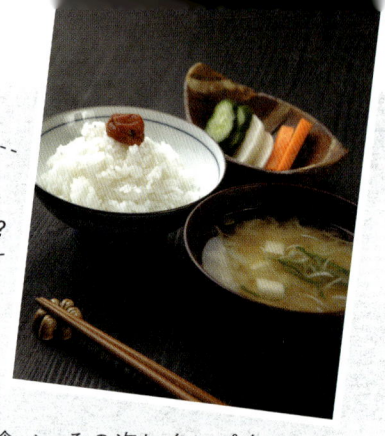

あなたは
どのお皿から
箸をつけますか?

「食べた後は眠くて何も手につかない」っていうことがありますよね。当たり前のようですが、実はちょっと要注意です。食後に眠くなる原因は2つ。1つ目は、胃の消化能力を超えた量を食べているために胃に負担がかかる、つまり食べすぎです。通常の消化ペースでは間に合わないので、血液が消化器官に集中しているんです。早喰いになっている可能性も。よく噛んで満腹中枢を刺激して下さい。

そして2つ目は、血糖の急激な上昇によるもの。空腹時にいきなり大量の食事をして糖分を摂りすぎると、血糖値が上がります。短時間で急激な血糖値の乱高下を繰り返すと、太りやすくなるだけでなく、すい臓が疲弊して糖尿病を招くことに。できるだけ食後血糖の急上昇を避けるためには、炭水化物のみの食事を見直しましょう。野菜など食物繊維がたっぷりのものを先に食べ、その次にタンパク質、最後に炭水化物の順番で食べれば、食後血糖の上昇を2/3も抑えることができます。カロリーを抑えたいからといって、「おにぎりだけ」の食事だと、かえって、血糖値は急上昇!より太ることを忘れずに!!

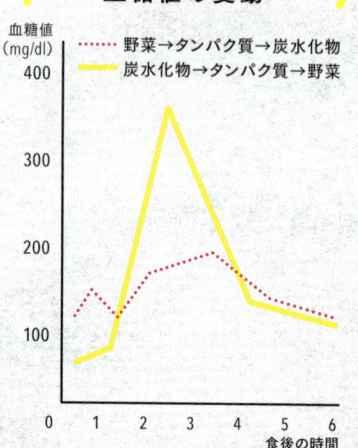

(**食べる順番による血糖値の変動**)

血糖値
(mg/dl)

······ 野菜→タンパク質→炭水化物
── 炭水化物→タンパク質→野菜

400

300

200

100

0　1　2　3　4　5　6
食後の時間

野菜から食べた時と、炭水化物から食べた時では、食後血糖の差は150mg以上!
(グラフは2型糖尿病患者における血糖変動)

スープに調味料、オイル

食べ方で栄養値が
変わる絶対条件

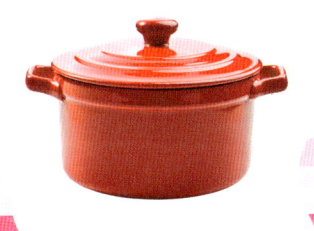

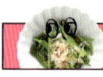

今日からすぐできる
得する食べ方のコツ！

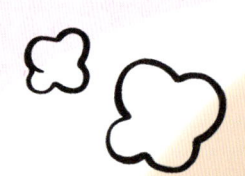

肉、魚、野菜……食材をどんな調理で、
どんな温度で食べるかでも、
摂れる栄養が大きく変わります。
せっかくなら得する食べ方を覚えて実践しましょう！

温度で栄養が
変わってしまう
食材

RULE 1

生で！ スープで！
食べ方で栄養吸収率が
ぐ～んとUP！

　食材の栄養は生のままで元気な
もの、加熱して細胞壁を壊さない
と摂れないもの、調味料でぐっと
パワーを引き出せるものと様々。
体内への吸収率が、食べ方で9割
以上変わることもあるんです！

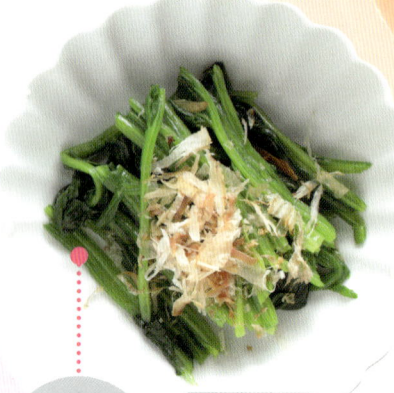

お湯に
5分で
60%
Down

ほうれん草

5分茹でたらビタミ
ンCが60%減少して
しまいます。

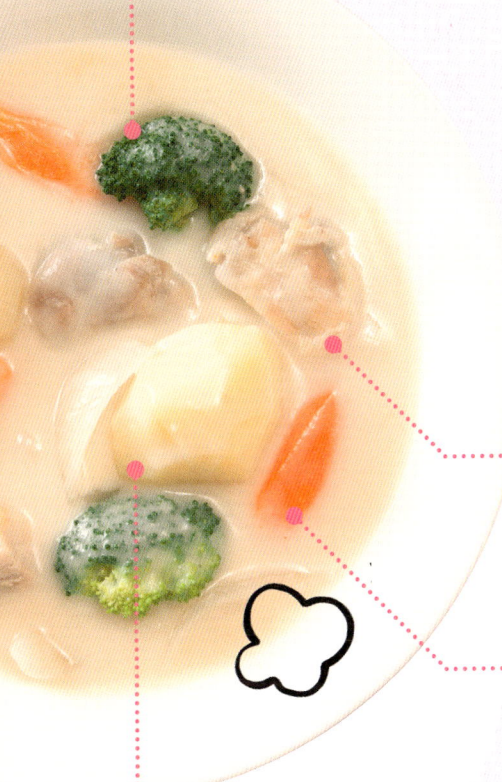

ブロッコリー

**お湯に
5分で
40%
Down**

5分でビタミンCが40
%ダウン。また75℃以
上で酵素も20%が破壊。

食べる温度にも
要注意!

　酵素などの成分が活躍する温度
は50〜70℃が基本。みそや納豆
などの発酵食品はもちろん、野菜
に含まれる酵素も高温が苦手な場
合があります。あつあつの食事は
おいしいけれど、改めて適温を見
直してみると、よりお得に栄養を
体に届けることができます。

**お酢に
30分で
30%
Up**

骨つき鶏肉

お酢を入れて弱火で30
分煮るとカルシウムの吸
収率が30%もアップ!
ただし、スープに流出し
ているためスープも飲む
ようにして。

**水に
5分で
70%
Down**

ニンジン

水にたった5分でも
ビタミンCが70%減少。

**お湯に
20分でも
90%
以上残留**

ジャガイモ

皮つきで茹でればビタミ
ンCを70%以上も残留さ
せることができます。

HOW? 得するズボラCOOKING

アク抜きや下茹で、血抜きなど、当たり
前のようにやっている調理の基本。しか
し、ビタミンやミネラル、ポリフェノー
ルなどの成分を大損していることが多い
んです。思い切って手間を省くことで、
もったいない栄養ロスを阻止しましょう!

骨つき鶏肉は「＋酢」でカルシウムが1.8倍UP！

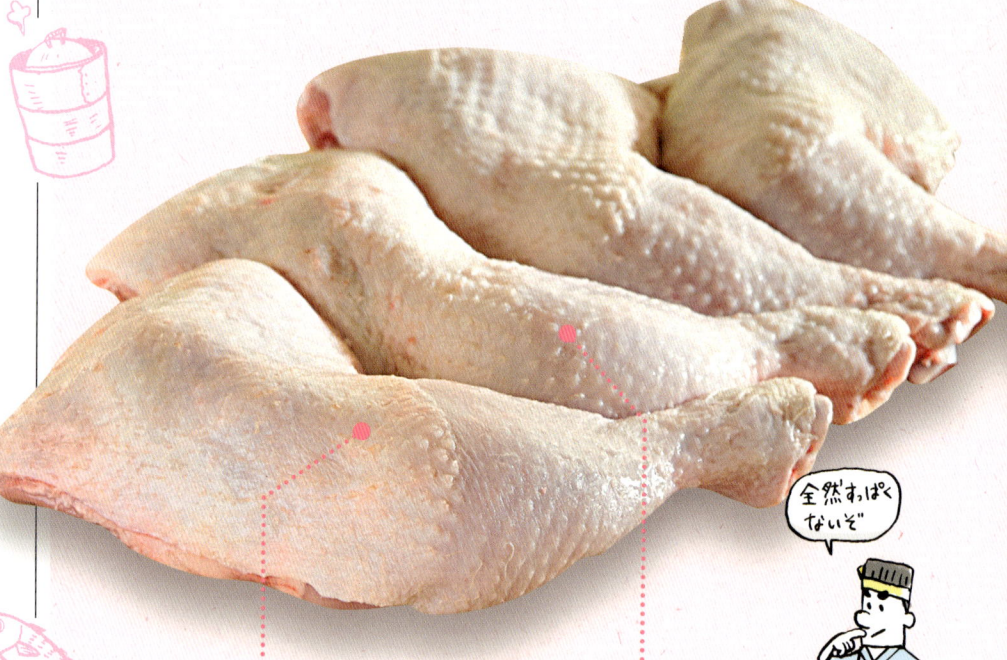

全然すっぱくないぞ

POINT

**骨つき肉は
時間が経っても
やわらかい！**

骨の周りの肉は、細胞が壊れにくいために水分を保ちやすく、時間が経ってもやわらかいまま。骨つき肉をおいしく感じるのには、ちゃんと理由があるんです。

POINT

**カルシウムも
コラーゲンも増大！**

もともとヘルシーな鶏肉ですが、手羽やモモ肉と比較すると、骨つきのものには、4倍ものカルシウム量が！ コラーゲンや旨みの面でも定期的に摂りたいお得食材です。

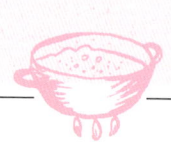

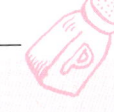
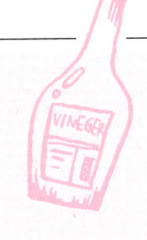

お酢調理は、骨にも肌にもいいことずくめ！

　肉の中でも脂肪が少なく、消化吸収のいい上質なタンパク質が摂れる鶏肉。さらに、美肌を助けるコラーゲンをはじめ、ビタミンAやカルシウムなどの様々な栄養素が摂取できるので、ぜひとり入れたい食材です。

　骨つき鶏肉を調理する時に絶対におすすめなのが、お酢と一緒に煮ること。なぜなら、お酢の力で骨の中のカルシウムが煮汁に溶け出し、水煮に比べて1.8倍以上にも！　その上、水で煮ると30％しか体内にとりこめないカルシウムの吸収率もお酢だと約2倍にアップ！

　さらに、お酢煮ならコラーゲンも通常の1.4倍に！健康にも美容にも、お酢を活用しないのは、もったいないことだらけ！　ぜひ、今日からお試しを！

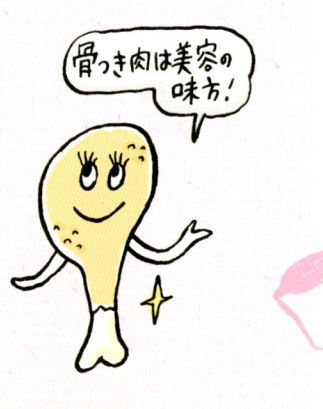

骨つき肉は美容の味方！

OTOKU　疲労回復にも、風邪予防にも、生活習慣病対策にも！　スタミナ料理の新常識!!

　よく知られるお酢の効果といえば、疲労回復。お酢の主成分である酢酸が、疲労物質を体の外へと出すのを助けてくれるからです。鶏肉は粘膜を強くして風邪を防ぐ、ビタミンAも摂取できるので、「疲れがたまって体調を崩しそう…」という時に「鶏のお酢煮」はぴったり！　動脈硬化など生活習慣病を防ぐリノール酸などの多価不飽和脂肪酸が多いため、メタボ対策やダイエット中の栄養補給にも！

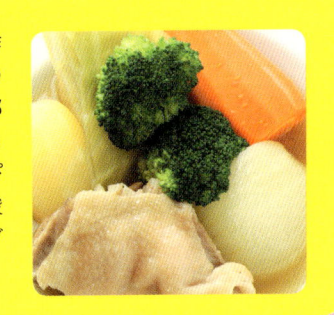

COLUMN
お酢＋小魚なら骨ごと食べられる！

　お酢のカルシウムを溶け出させる効果を最大に活用できるのが、イワシなどの小魚を丸ごとお酢煮にする方法。かぶるくらいのお酢で汁気がなくなるまで煮れば、骨ごと食べることができるので、カルシウム摂取量は4倍に！　カルシウムは体に吸収しにくいので、お酢を賢く取り入れて。骨がやわらかくなるので小魚が苦手な人にもおすすめです。

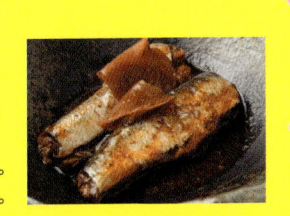

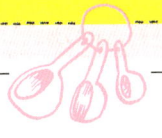

ビタミンB₁は食品中No.1！豚肉は茹でより焼き！

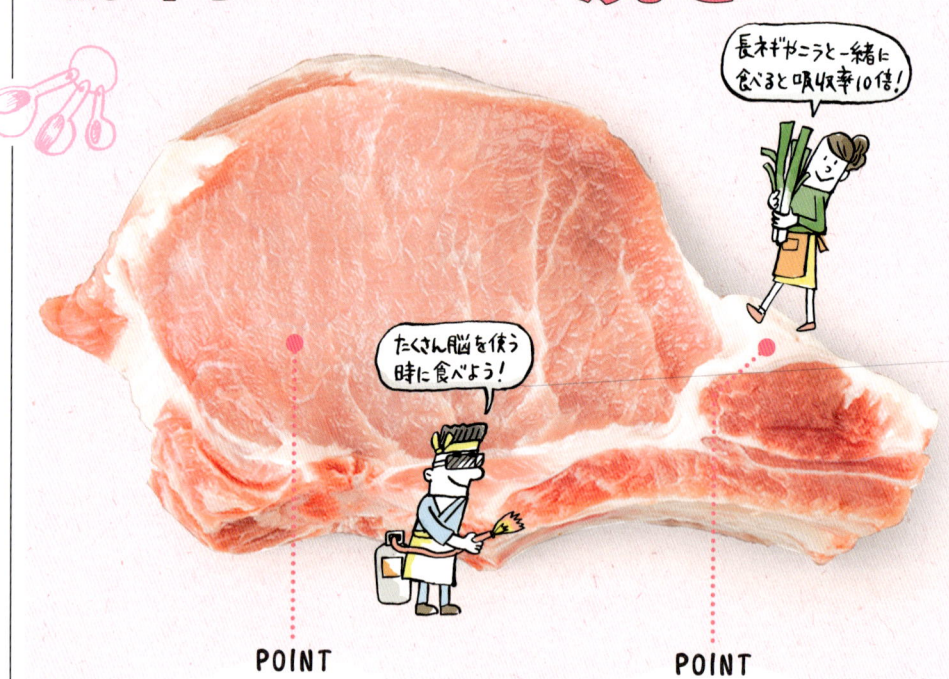

長ネギやにらと一緒に食べると吸収率10倍！

たくさん脳を使う時に食べよう！

POINT

POINT

糖質をエネルギーに

豚肉といえば、糖質をエネルギーに変えるビタミンB₁が豊富！ すべての食品の中でもトップなんです。ビタミンB₁が不足すると疲れやすくなります。脳の疲れ対策にもビタミンB₁を積極的に摂って。

豚の脂は体に悪い？

豚の脂（ラード）は体に悪そうなイメージですが実は不飽和脂肪酸であるオレイン酸が多く含まれます。そのため生活習慣病予防や悪玉コレステロールの撃退にも効果的！ オレイン酸は酸化しにくく加熱処理してもしっかり摂れます。

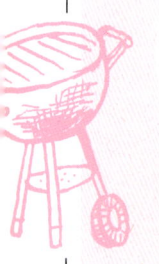
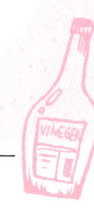

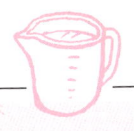
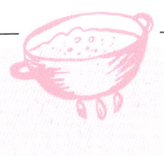
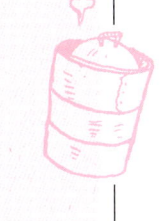

「焼き」+アリシンが豚肉の
パワーを10倍に!!

ビタミンB$_1$が豊富な豚肉は、甘いものやお酒、白いご飯が大好きな人の救世主です。糖をエネルギーに変えるには、ビタミンB$_1$が必要ですが、不足すると、糖はそのまま脂肪に変身してしまうんです。また、ビタミンB$_1$が不足すると、疲れやすく、頭の回転が鈍くなるなんてこともあります。

豚肉を茹でるとこのビタミンB$_1$の50％以上が流れ出てしまうので、さっぱりの「豚しゃぶ」よりも「しょうが焼き」や「ポークステーキ」など、炒め物がおすすめです。長ネギやニラに含まれるアリシンは、ビタミンB$_1$の吸収率を10倍にしてくれるので、一緒に摂った方が栄養を体に届ける食事になります！

夏バテ対策にピッタリ！

OTOKU 脂肪を抑えるなら「網焼き」で

豚肉の脂質は体にいいとはいえ、カロリーが気になる人も多いはず。そんな時は魚焼きグリルで「網焼き」がおすすめ！　余分な脂を落とし、脂肪分やコレステロール、カロリーを約20％もカットしてくれます。スペアリブなどの骨つき肉も、魚焼きグリルでおいしく焼くことができますよ。

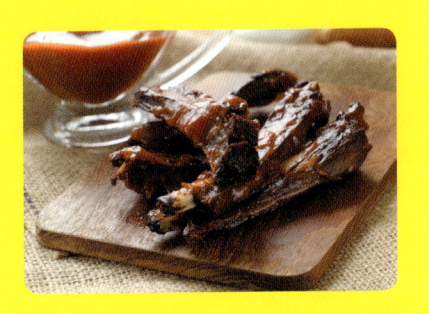

COLUMN
おすすめの部位はどこ？

カロリーを気にする人には、ビタミンB$_1$をもっとも多く含み、低脂肪で高タンパクなヒレ肉がいちばんおすすめ。カリウムも豊富で、むくみや高血圧対策にも◎。キメ細かくやわらかいロース肉も人気です。モモ肉は赤身が多くさっぱり、ばら肉は旨みが強いのですが、脂質がやや多くなります。

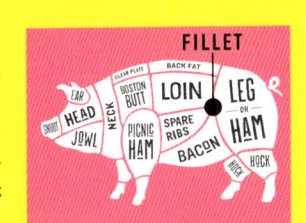

牛の赤身肉は
3分以上火を通しちゃダメ！

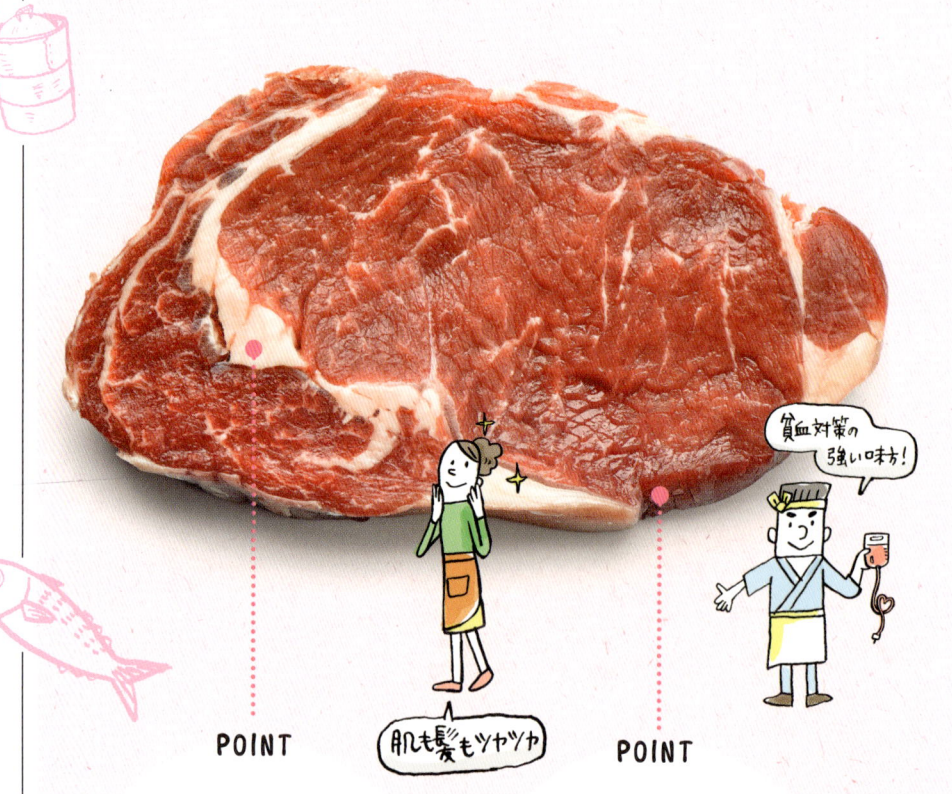

貧血対策の
強い味方！

肌も髪もツヤツヤ

POINT

脂肪をエネルギーに変える！

牛肉の筋肉に多く含まれるアミノ酸・L-カルニチン。脂肪を燃焼してエネルギーをつくり出してくれる頼もしい存在ですが、年齢とともに減少していくため、積極的に食べ物で摂りたい成分。

POINT

ビタミンのモモ肉タンパク質のヒレ肉

牛肉にはビタミンB群をはじめとしたビタミンがたっぷり。特に多いのはモモ肉です。脂質も少なくヘルシーに食べられます。またヒレ肉は鉄分が豊富なので、貧血防止に効果的！

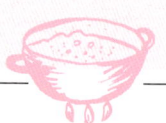

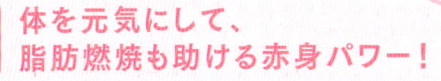

体を元気にして、脂肪燃焼も助ける赤身パワー！

牛のモモ肉やヒレ肉など、筋肉が多く脂肪が少ない赤身肉。筋肉を元気にして心肺機能を高めたり、生活習慣病予防や疲労回復をしてくれたりするL-カルニチンがたっぷり含まれているんです！　L-カルニチンは体を元気にする上に、脂肪を燃やすのでダイエットにも効果的。「お肉でダイエット？」と思うかもしれませんが、これは本当の話。

ただし、調理する時に焼きすぎるとタンパク質が変性して固くなり、消化吸収がしづらくなってしまいます。肉の内部が55〜65℃以上にならないよう、強火で表面を1〜1分半焼いたら返して同じように焼き、余熱で仕上げる「レア」でいただくのがポイントです。

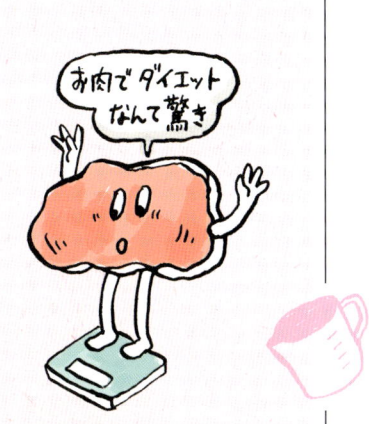

OTOKU 「つけ合わせ」も重要です

とはいえ、ほとんどがタンパク質である肉は、野菜に比べると消化にたくさんのエネルギーを必要とします。そこで重要なのが「つけ合わせ」。

生のわさびや大根のすりおろしなど、消化酵素を含む野菜と一緒に食べると、消化をさらに助けてくれるんです。

ステーキのつけ合わせによく使われるクレソンも、消化酵素たっぷり。また米国の研究所の発表によると「栄養価の高い果物と野菜」の第1位がクレソン！　ただのつけ合わせだと残していたら大損！

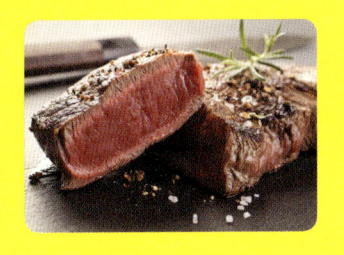

COLUMN

L-カルニチンが多い肉って？

L-カルニチンは、馬肉やラム肉といった肉にも豊富に含まれています。L-カルニチンが多いかどうかを見分けるには、赤色が濃いかどうか。たとえば、赤い色の少ない鶏肉などには、あまり含まれていません。また、牛肉といえば大人気の熟成肉（熟成させて旨みを増した肉）ですが、熟成してもL-カルニチンの量は減らないのでご安心を。

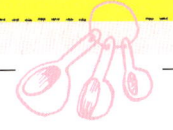

豚レバーは肉類中ビタミンAがNo.1の栄養満点の王様!!

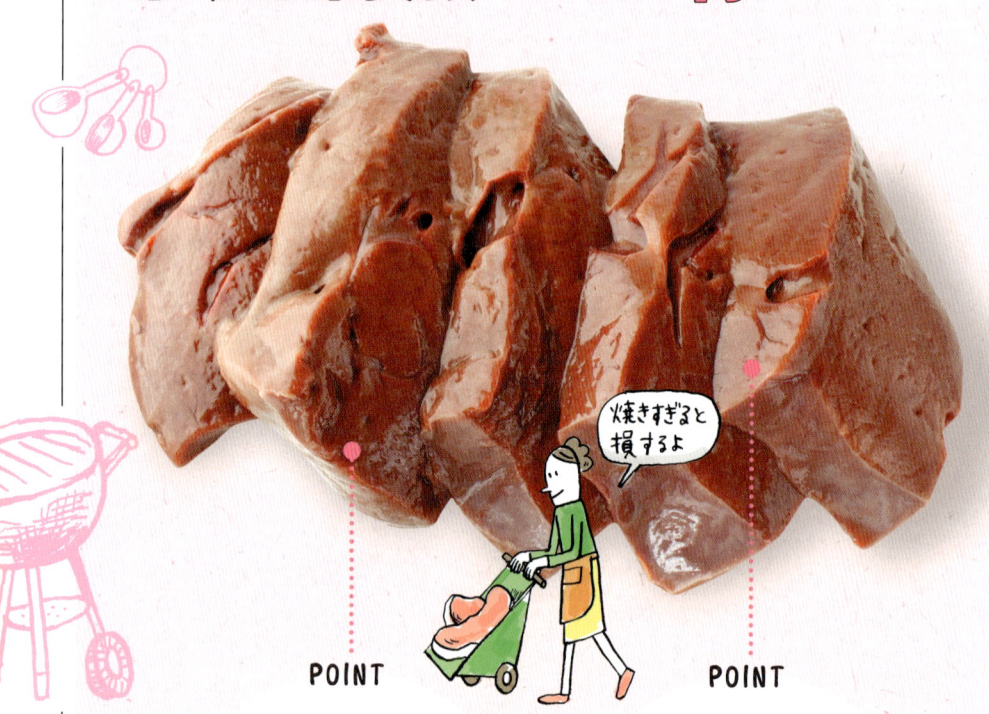

焼きすぎると損するよ

POINT

肉類No.1のビタミンA

肉や内臓類の中で、ビタミンAがもっとも多いのがこの豚レバー。葉酸やビタミンB₁、B₂もたっぷりで、美肌や疲労回復にも効果バッチリ！ まさに栄養の宝庫！

POINT

血をつくってくれる体のごちそう!

豚レバーといえば鉄分。血をつくるビタミンB₁₂やビオチンが豊富なので、あらゆる食材の中でも、貧血予防効果バツグン！低カロリー高タンパクなので、ダイエット中でも積極的に摂っていきましょう。

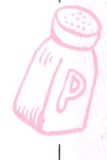
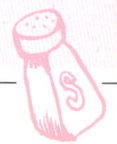

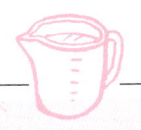
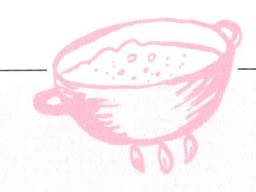

手間は省いて、鉄分&ビタミンを守る!

　豚レバーといえば貧血予防!というイメージですが、実は美肌など、美容にも効果あり。元気になりたい人も、キレイになりたい人も食べておきたい食材です。豚レバーの調理で気になるのが独特の臭み。水や牛乳に浸けて臭みを取る方法が知られていますが、水にさらすよりも、加熱時間を短くする方が臭みを少なくし、栄養も残せるんです!　レバーの臭みは、加熱で鉄分が変性したときに発生します。そこでおすすめなのが、高温の油でさっと揚げて、加熱時間を減らすこと。普通に炒めるより、臭みを約1/3も和らげることができる上に、水に浸ける下処理より鉄分や、水溶性ビタミンもしっかりガードできます!

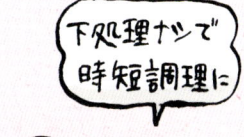
下処理ナシで
時短調理に

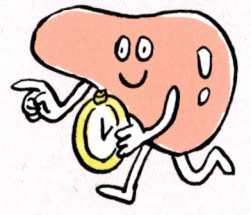

OTOKU 「さっと揚げ豚レバー」のススメ

　レバニラなどの炒め物をつくる時も、先にレバーを揚げておけば臭みが出ません。調味料に浸けて下味をつけることで加熱時間をさらに短く!

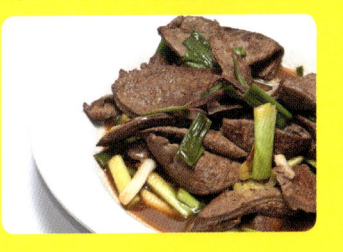

1. 豚レバーの水気を、ペーパータオルなどで拭く。
2. 薄切りにした豚レバーをしょうゆ・酒・しょうがなどを合わせた調味液に5分ほど浸けておく。
3. 揚げる直前に片栗粉をまぶす。
4. 160℃の油で1分半〜2分ほど揚げる。
5. 炒め物にする場合は、野菜を炒めた後にこの「揚げレバー」を加えてさっと合わせる。

COLUMN
豚レバーで人見知りが直る?

　豚レバーに含まれる必須脂肪酸「アラキドン酸」は、脳の働きをよくする効果があり、認知症の改善効果も期待されている成分。

　最近の研究では、コミュニケーション能力を高める効果があるとする説も有力です。

　アラキドン酸も長時間の加熱で酸化してしまうので、調理の際にはサッと加熱するのがおすすめです!

ブロッコリーの
ガン抑制効果は
切って放置で
100%活性！

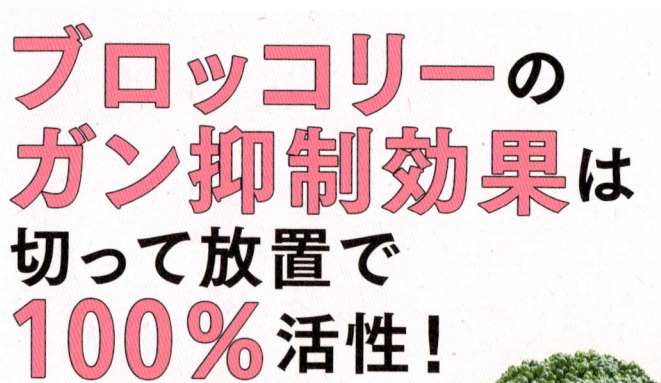

切ったら4.5分
待ってから使おう

POINT

3日間で
ビタミンが半減

栄養価の高いブロッコリーですが出荷後は、茎内の栄養が放出されてしまうので、どんどん減っていってしまいます。常温保存では、ビタミンC量は3日で半分に。

POINT

花蕾の数は
4万個以上！

ビタミンC、ビタミンB$_1$、ビタミンB$_2$、葉酸において野菜の中で含有量No.1のブロッコリー。その秘密は花蕾で、1株に4万個以上の花を咲かせる力を秘めています。

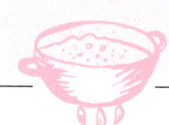

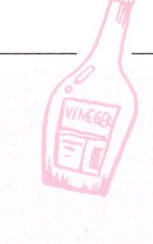

抗ガン物質・スルフォラファン 活性にはコツがあった！

　ブロッコリーなど、アブラナ科の野菜がガンに効果あり！といわれるのは、抗酸化作用のあるスルフォラファンを含むから。でも活性するのに必要なミロシナーゼという酵素は加熱にとても弱く、調理すると死んでしまいます。生で食べても、今度は体内でミロシナーゼが消化されてしまって、やはりスルフォラファンは生まれません。そこでポイントとなるのが、ブロッコリーを切ってから4〜5分放置すること。切ることでミロシナーゼがスルフォラファンを生み出してくれるので、その後は普通に調理してOK。放置する時間がない時は、同じアブラナ科のルッコラやマスタード、大根などと一緒に食べると同じ働きをしてくれます。

切ったら4〜5分待ってから使おう！

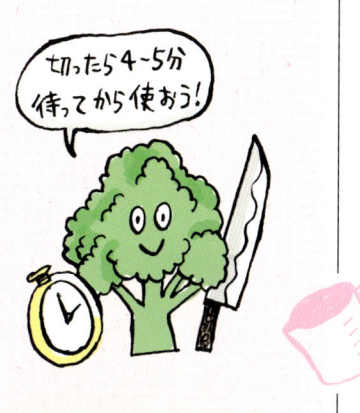

OTOKU 調理するなら75℃蒸しがおすすめ！

　ブロッコリーのミロシナーゼを守る方法はもうひとつ。75℃以下のお湯で茹でるか、低温で最大5分間まで蒸すこと。75℃以下のお湯で茹でるとミロシナーゼの消失を18％以下に抑えることができます。ただ、温度をキープしつつ茹でるのは難しいので、蒸し器でフタを開けながら蒸す「低温蒸し」がおすすめです。ゆっくり加熱することで、甘みもぐっと増えますよ。

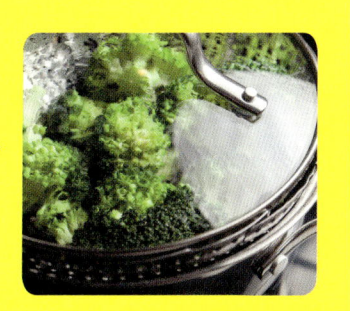

COLUMN
**ブロッコリースプラウトの
スルフォラファンがすごい！**

　ブロッコリーに含まれるスルフォラファンですが、若芽である「ブロッコリースプラウト」はさらにすごい！　何とその量、完熟ブロッコリーの約20倍！　生でも食べやすいので、そのままでもOK。サラダやサンドイッチに入れても体が喜ぶ食材になってくれます！

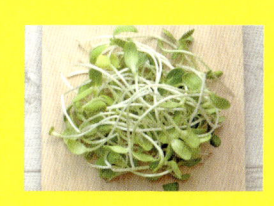

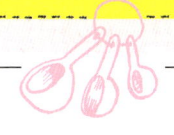

レタスは生より加熱で2倍以上の栄養をゲット!!

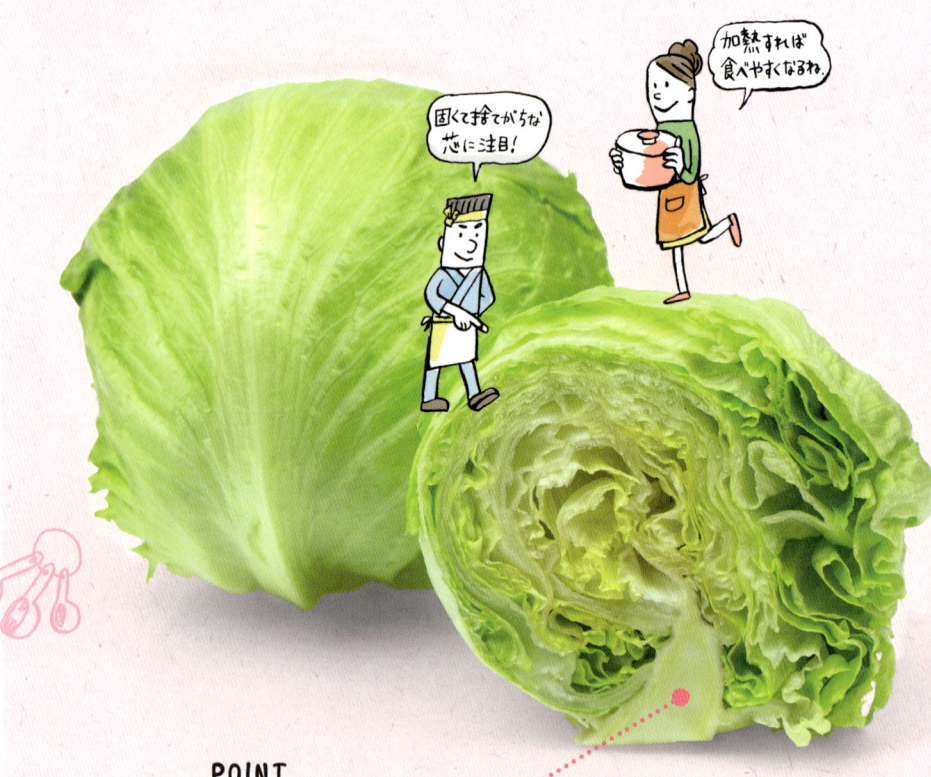

固くて捨てがちな芯に注目!

加熱すれば食べやすくなるね.

POINT

葉よりも芯に鎮静効果あり!

古くから鎮静効果があり不眠に効くといわれるレタス。レタスの芯に多く含まれる「ラクチュコピクリン」が、眠りを誘うメラトニンと似た働きをします。選ぶなら切り口が10円ほどで白い物を選んで。

POINT

切らずに洗うのがおすすめ!

レタスに含まれるビタミンCは、洗いすぎると流れてしまいます。内側の葉は外気にふれていないのでさっと洗うぐらいでOKです。必要以上に洗ってしまうと、食べる前に栄養価が大幅ダウンに!

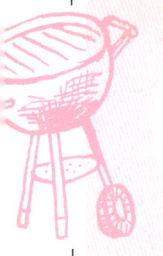

加熱でビタミン&
食物繊維をたっぷりと！

レタスはサラダで食べるのが定番ですが、実は加熱調理もおすすめ。95％が水分なので、2〜3分蒸し煮にするだけでびっくりするほどカサが減り、生の2倍以上の量を食べることができます。実は、レタスはそれほど基本の栄養価が高くない野菜。加熱で量を多く摂り、食物繊維やビタミン類を摂取した方がお得なんです。短時間で加熱すればビタミンCの流失もほぼなし。油と合わせればβ-カロテンやビタミンEの脂溶性ビタミンもしっかり吸収できるのでおすすめ。芯のまわりに多い苦みも、加熱すれば甘みに変わります。

レタスは包丁で切ると、切り口から酸化が始まってしまいます。手でちぎってから調理しましょう。

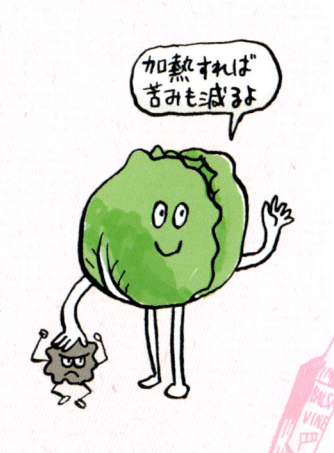

加熱すれば苦みも減るよ

OTOKU レタスの寿命を2倍に延ばす秘訣！

水分の多いレタスは、傷みが早いので保存の際にひと手間を。レタスの生長点は芯にあるため、ここの働きを素早く止めることがカギ。芯をくりぬいてキッチンペーパーを詰める、芯の切り口に水で溶いた小麦粉を塗るなどが知られていますが、手っ取り早いのがつまようじを使う方法です。芯に2〜3本のつまようじを刺すことで生長点を壊せば、通常2〜3日で傷んでしまうレタスも1週間ほど保存可能になります。

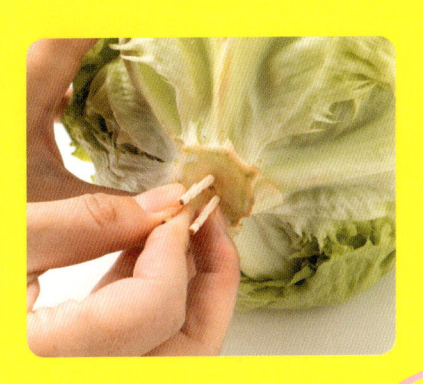

COLUMN
免疫力No.1の実力の持ち主！

淡色野菜で栄養価が低いと思われがちなレタス。しかし白血球を活性化させ、ガンなどの腫瘍を壊すTNF-αという成分の含有量が、野菜中何とNo.1！　抗酸化力の高さで知られるブロッコリーの2倍も含まれています。

体の抵抗力を高め、免疫力を上げてくれるのはもちろん、ガンの抑制効果にも期待の健康野菜なんです。

オクラの大事な ネバネバ成分・ペクチンは お酢で倍増!!

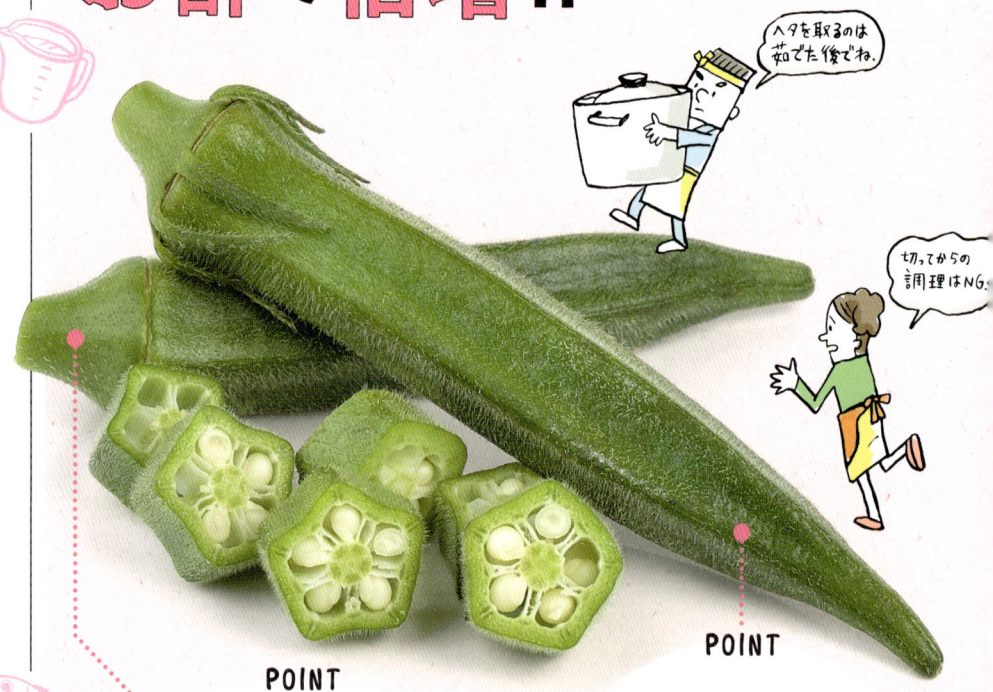

（吹き出し）ヘタを取るのは茹でた後でね。

（吹き出し）切ってからの調理はNG。

POINT

POINT

ヘタには苦み成分あり

オクラのヘタには強い苦みがあるので、先の部分は切り落とします。切る場合には、必ず茹でた後に切り落としましょう！ 切ってから茹でると、中にお湯が入って水っぽくなるだけでなく、水溶性の栄養成分が全部流れ出て大きな栄養ロスに。

ネバネバは いいことずくめ！

「ネバネバの食材は体にいい」といいますが、オクラのネバネバ成分は何とダブル！ 水溶性食物繊維のペクチンと多糖類のムチンの混合物なんです。ペクチンはコレステロール値を下げて血糖値の上昇を抑制。ムチンも風邪の予防や整腸作用があります。

オクラは下茹でナシ＆
酢と合わせて血管を2倍元気に！

　オクラのネバネバ成分のひとつは、血糖値を下げるペクチン。血管を元気にして、さまざまな生活習慣病を予防します。この効果のカギを握るのがお酢！　お酢にも血糖値を下げる働きがあるため、2つを合わせると効果は倍増するんです。そして100％引き出すには食べる順番もポイント。最初にオクラを食べれば、血糖値の急上昇を防いでコレステロールを下げるだけでなく、体に脂肪をつきにくくするため、ダイエットにもぴったりの一品になるんです。

　また、オクラはやわらかいものなら下茹でナシでOK。茹でることによるネバネバ成分の減少と、ビタミンB群の流失をゼロに抑えます。

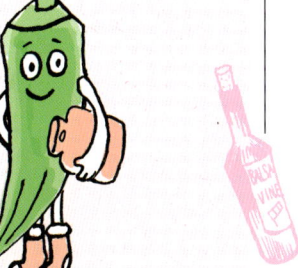

血行を良くして
冷えを予防

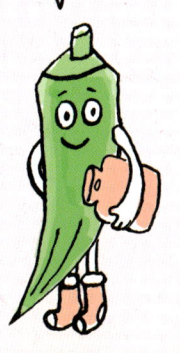

OTOKU　茹でないためのオクラの下処理

　塩をふってまな板の上で転がす「板ずり」をすれば、表面の産毛が取れて食べやすくなります。苦みの原因であるヘタを取って小口切りにすれば、栄養も逃がさずに、茹でる手間も省けてまさに一石二鳥！　刻んだ生のオクラを酢と和えるだけで栄養満点な一品になりますよ。

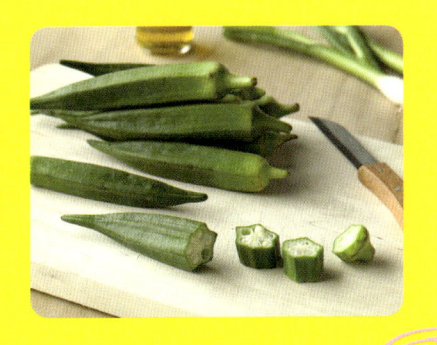

COLUMN
やわらかくおいしいオクラを選ぶには…

　栄養価の高いオクラのネバネバですが、この保水効果のおかげで傷みやすいという面も。そのため新鮮なものを選んでお得に食べるのが、絶対条件です。購入時はヘタの下にある出っ張ったすじがより白いもののほうが新鮮です。古いものは黒ずんでいるので、注意。

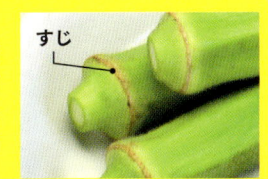

すじ

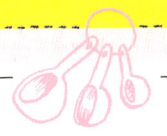

ショウガは生と加熱したものでは30倍効果が違ってくる!!

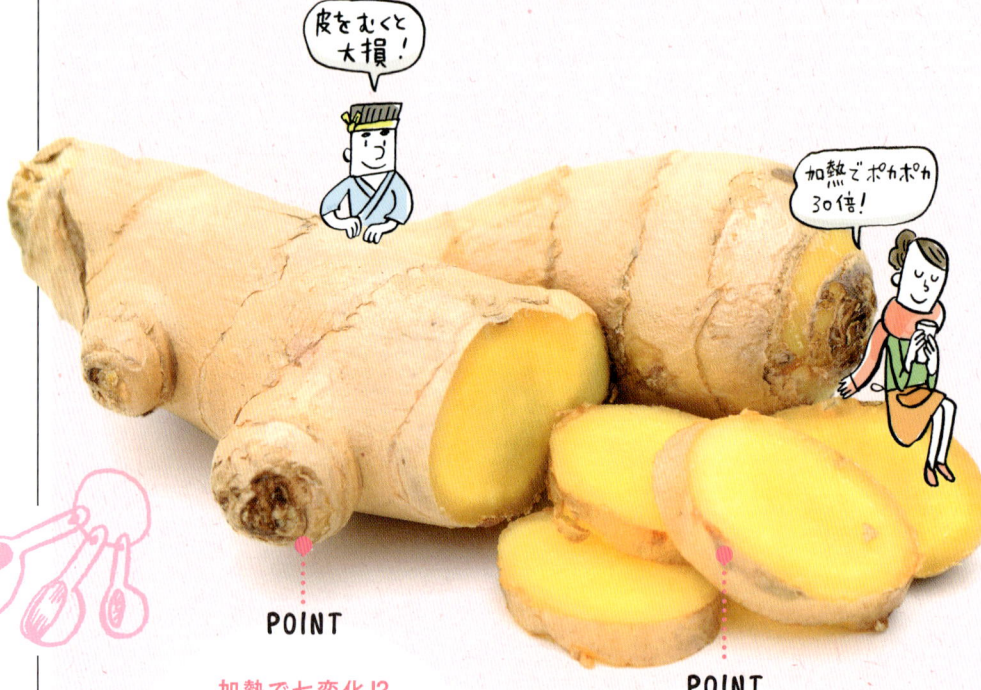

皮をむくと大損！

加熱でポカポカ30倍！

POINT

加熱で七変化!? ショウガオールに変身！

ジンゲロールを加熱または乾燥させると、体の熱をつくる「ショウガオール」に変身します。血行促進や免疫力UPの効果がありますが、100℃を超えると働きを失うため、炒めるなどの高温調理には注意しましょう。

POINT

ジンゲロールは皮付近が豊富！

生のショウガに含まれる独自成分、ジンゲロールには殺菌効果や免疫力アップ効果が。皮付近に多く含まれるので、皮はむかずに使うのがポイント！　また空気にふれると酸化するので、あまり細かく切らないように。

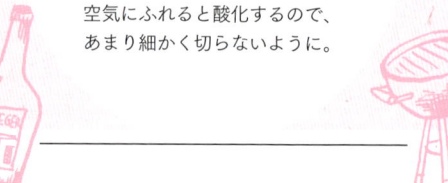

生と加熱で効果は真逆！
加熱でショウガオールを増やせ！

　ショウガといえば、体ぽかぽか効果の高い冷え性の強い味方。でも、生のショウガでは体あたため効果はほとんど期待できないんです。生のショウガに含まれるジンゲロールには殺菌作用のほかにも血流をよくする効果があります。これでも充分に体が温まりそうですが、一時的によくなった血行のために汗が出て、逆に体を冷やしてしまうことも。

　一方ショウガオールは体内の糖質や脂肪を燃焼させて内から熱をつくり出します。体を温める上にダイエット効果も期待できるので冷え性を改善したいなら、断然、加熱がおすすめ。低温でじっくり熱を入れることで、最大30倍ものショウガオールをゲットできますよ！

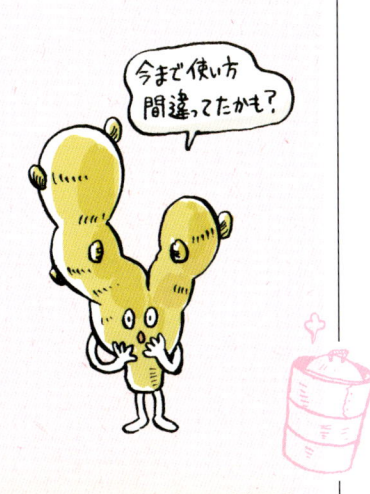

今まで使い方
間違ってたかも？

OTOKU 「体ぽかぽかショウガ」のつくり方

　ショウガオールを増加させるには、100℃以下の加熱で乾燥させるのがポイント。100℃のオーブンで1時間ローストし、カラカラになるまでこれを繰り返します。天日干しの場合は1日、室内干しの場合は、傷まないように注意しながら1週間ほど干します。できあがったものは、スープや紅茶に浮かべていただきます。

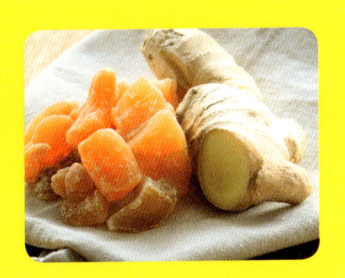

COLUMN
おろしショウガのジンゲロールは、
たった3分で半分以下になる！

　殺菌作用があるジンゲロールは、薬味としても大活躍。でも、ショウガをすりおろして使う場合は、必ず食べる直前に。というのも、ジンゲロールは空気にふれるとすぐに酸化して、働きを失ってしまうんです。3分おいておくだけでも、50％もダウン！　細かく刻めば刻むほど、空気にふれやすくなるので、すりおろしではなく千切りなどでジンゲロールを守るのもひとつの手。

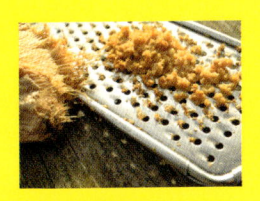

ゴボウのアク抜きは不要！栄養素の4割を損していた！

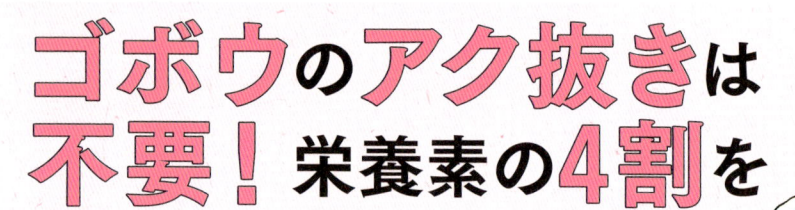

ズボラ料理バンザーイ。

皮にも栄養があるから丸ごと食べよう

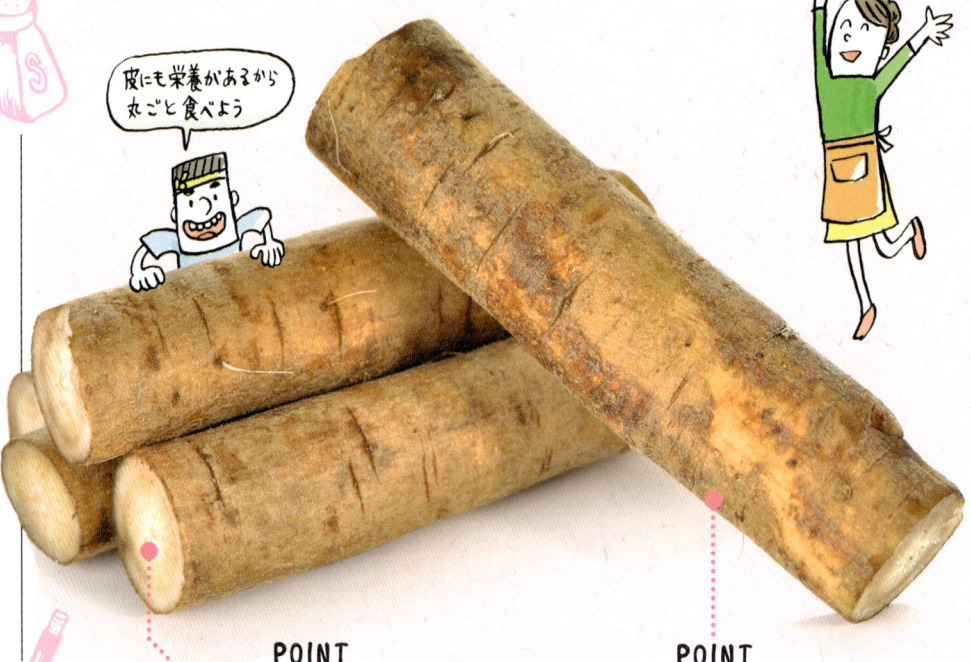

POINT

実のきめ細かさが選ぶポイント！

ゴボウは下の方を持ってまっすぐに立つものを選びます。太くても立たないものは、中心に「す」が入って、スカスカになっている場合があります。

POINT

皮のポリフェノールはほうれん草の3倍以上！

ゴボウといえば食物繊維ですが、実は皮にも栄養たっぷり。ポリフェノールの一種「クロロゲン酸」がたっぷり含まれているんです。

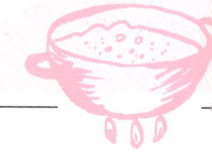

皮むきなし、アク抜きなしの ズボラ調理で2倍得する

ゴボウといえば、アク抜きが必要な野菜の代名詞。しかし栄養的にいえば皮むきもアク抜きもしない方が絶対お得。ゴボウの皮には、糖尿病や脂肪の蓄積を予防するクロロゲン酸が根の2倍含まれています。すでに洗っているゴボウは、このクロロゲン酸が減ってしまっているので、泥つきがおすすめ。泥つきのものは新鮮なので、たわしでこすって洗うだけで充分。洗いすぎると香りも栄養も消えてしまいます。

またアク抜きをすると水が茶色くなるのもクロロゲン酸の流出のせい。水溶性の食物繊維も一緒に流出してしまうので洗うだけでOK。アク抜きなしのズボラ調理こそが、得する調理の第一歩だったんです。

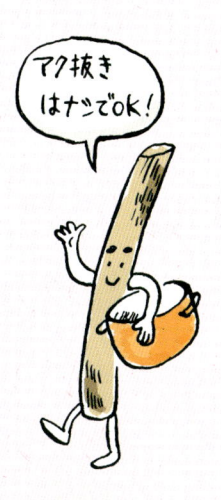

アク抜き
はナシでok!

OTOKU 下茹では電子レンジにおまかせ！

アク抜きと同様、下茹ででもゴボウのクロロゲン酸は流出します。また、生のまま細かくカットすることでも抗酸化力が落ちるため、5cmぐらいの大きめにカットしてから電子レンジですばやく加熱することで、クロロゲン酸の活性は何と2倍にもハネ上がります。

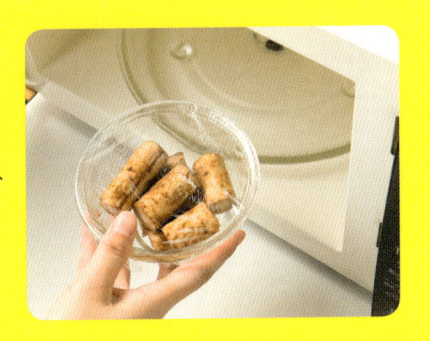

COLUMN
皮を使ったゴボウ茶もおすすめ

皮を使うと料理の見た目が悪くなる、なんだか抵抗がある……というなら、皮をお茶にしてみては。タワシで洗ったゴボウの皮をピーラーでむいて、天日でしっかり乾燥させます。普通のお茶と同じように煮出して、クロロゲン酸を摂っちゃいましょう！

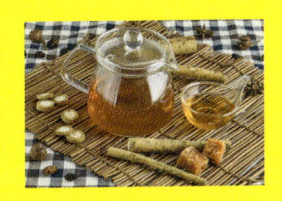

ナスのナスニンは油で100%摂っちゃおう！

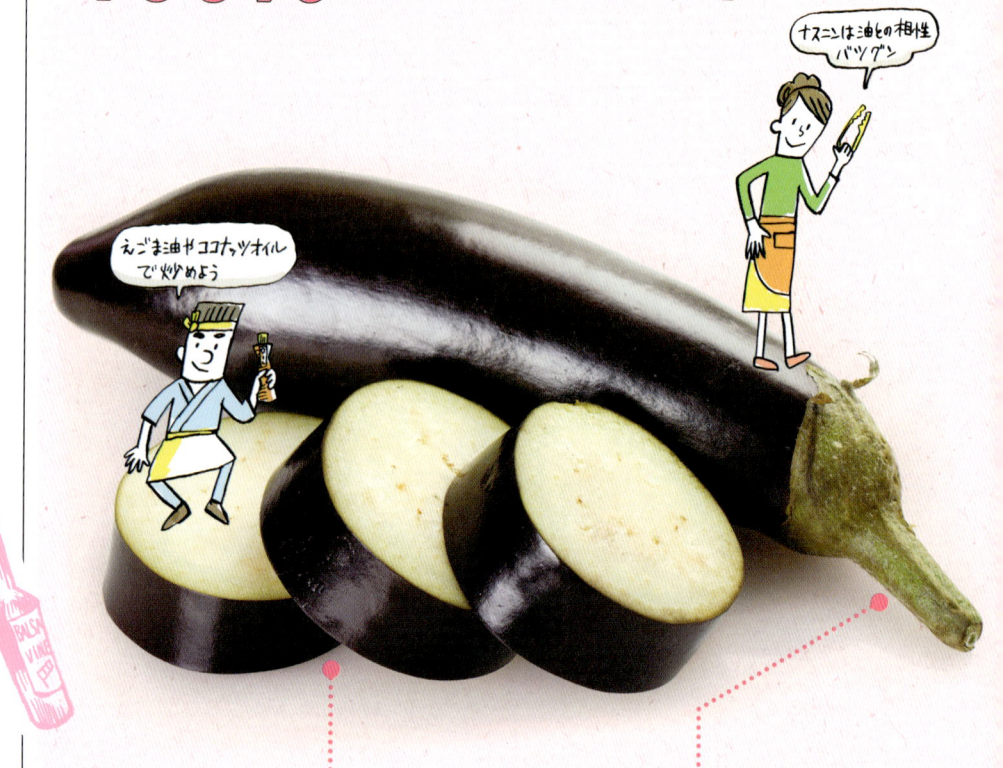

ナスニンは油との相性バツグン

えごま油やココナッツオイルで炒めよう

POINT

ナスは抗酸化野菜の新エース‼

ほとんどが水分で栄養が少ないと思われていたナスですが、皮には独自のポリフェノール「ナスニン」がたっぷりなんです。抗酸化力抜群で、ガン予防の効果も！

POINT

ナスのヘタは口内炎に効く⁉

ナスのヘタを黒焼きにした粉には、何と口内炎や歯槽膿漏を鎮める効果があるとか！　江戸時代は歯磨き粉として使われていたナスだからこその利用法です。

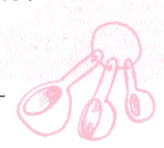

油と合わせて注目成分を丸ごといただきます！

ナスは栄養価が高くない…というのは、皮をうまく調理していない時のこと。ナスの皮にはナスニンを始め、注目の抗酸化成分がたっぷり。ただし、ナスニンは水溶性のため、茹でたり煮たりすると流出します。皮をむいて煮物にするなどの食べ方は、残念ながら栄養的には大損なんです。調理するなら油で炒める、揚げるなど油でコーティングして、流出を防ぎましょう。ナスはスポンジ状の組織が油をしっかりと吸うので、カロリーが気になる場合には、ナスに軽く油をからめてから電子レンジで加熱すれば、油でべたっとするのを防ぐことができます。えごま油やココナッツオイルを使えば、デトックス効果でナスの栄養効果も倍増です。

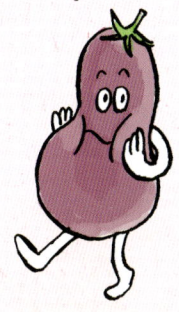

油炒めでもっとお得！

OTOKU ナスのアクは抜いちゃダメ⁉

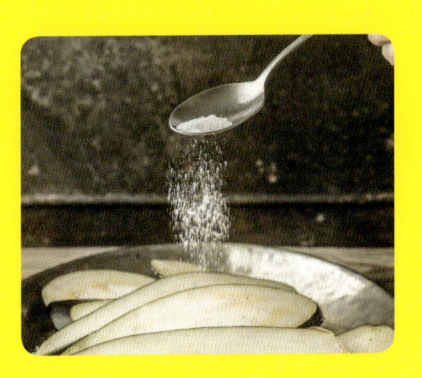

ナスは水にさらしてアクを抜くと、水溶性のナスニンの成分はもちろん、カリウムなどのミネラル、水溶性の食物繊維などの有効成分も流失してしまい台無し！　切ったらすぐに調理して、酸化や栄養流失を防ぐのがポイントです。どうしても気になる場合には軽く塩をまぶしてから調理して！

COLUMN
ナスのガン抑制効果はブロッコリー以上!!

ナスの鮮やかな紫色をつくるナスニン。ナスを漬け物にする際に、鉄クギや焼きみょうばんを入れて色を鮮やかにする場合がありますが、これらは見ためをよくするだけでなく、ナスニンの減少も抑えてくれるんです。

ナスニンのガン抑制効果は加熱の有無にかかわらず高く、加熱しても80％以上の効果を保つという実験結果も！

青魚は加熱すると DHAが50%ダウン!! 食べるなら刺身が最強!

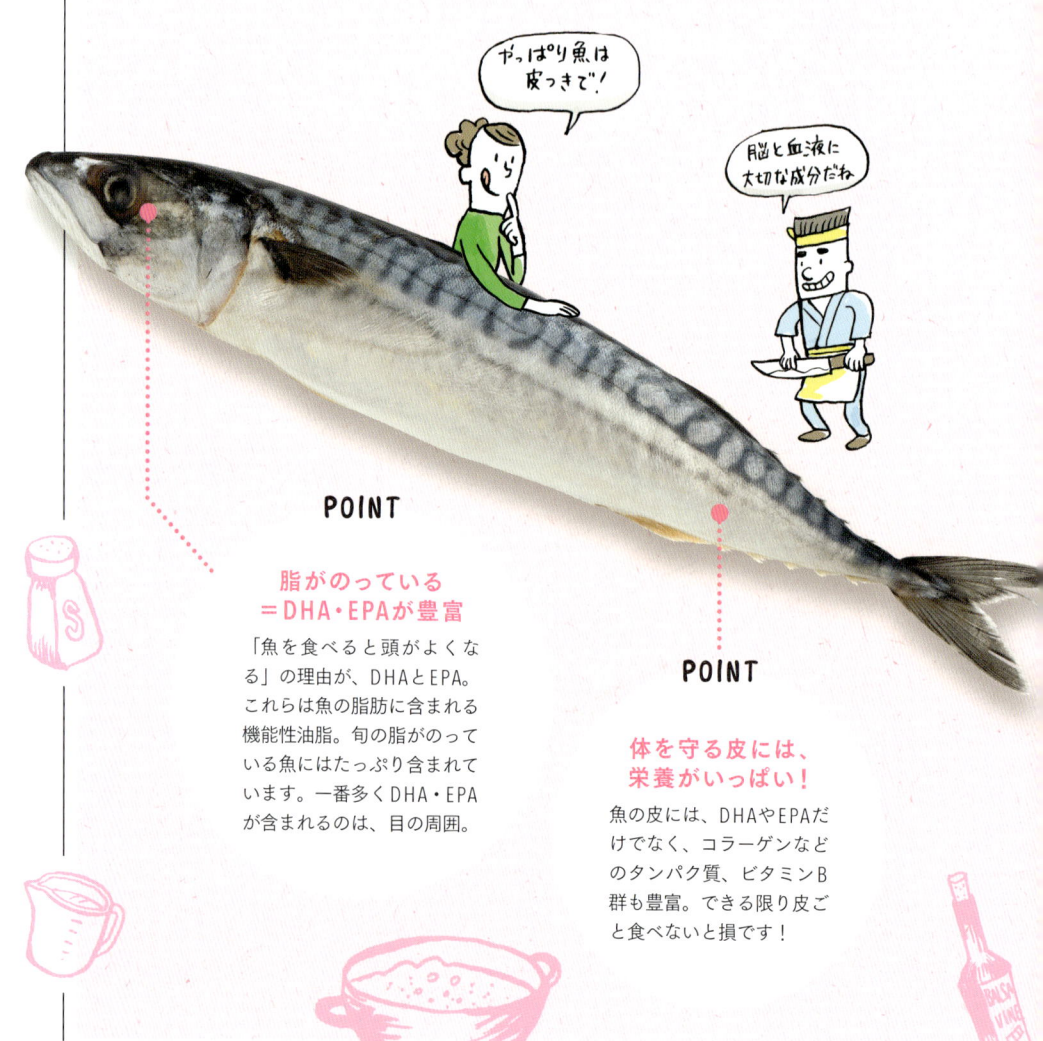

やっぱり魚は皮つきで！

脳と血液に大切な成分だね

POINT

脂がのっている ＝DHA・EPAが豊富

「魚を食べると頭がよくなる」の理由が、DHAとEPA。これらは魚の脂肪に含まれる機能性油脂。旬の脂がのっている魚にはたっぷり含まれています。一番多くDHA・EPAが含まれるのは、目の周囲。

POINT

体を守る皮には、 栄養がいっぱい!

魚の皮には、DHAやEPAだけでなく、コラーゲンなどのタンパク質、ビタミンB群も豊富。できる限り皮ごと食べないと損です!

DHA・EPAは加熱で壊れる？壊れない？

DHA（ドコサヘキサエン酸）とEPA（エイコサペンタエン酸）は、魚だけに含まれる不飽和脂肪酸。血管を強くしたり、ガンやアレルギーを予防したり、健康な脳の働きを維持したりと体をとことん助けてくれる成分です。これらの不飽和脂肪酸を残さず摂るなら、何といっても刺身がベスト。焼き魚だと2割、揚げ調理だと5割、つまり半分近くが減ってしまいます。

これは加熱によって成分がなくなったのではなく、魚自身の脂と一緒に流れ出るから。冷たい水の中で暮らす魚の脂は、陸上の気温では固まらずサラサラになるため、揚げる調理でも流出してしまいます。煮魚にする時は薄味にして煮汁ごと摂るとロスを減らせます。

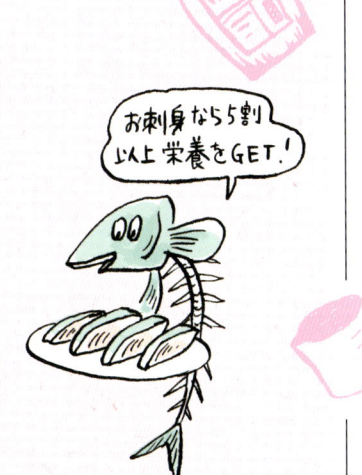

お刺身なら5割以上栄養をGET！

OTOKU 抗酸化野菜と一緒がおすすめ

不飽和脂肪酸には空気にふれると酸化しやすい、つまり劣化しやすいという性質があります。「生きている魚を人間がさわると火傷状態になる」といいますが、それだけ常温でも魚には負担がかかっているんですね。

不飽和脂肪酸の酸化対策には、ニンジンやキャベツ、ニンニク、ショウガなど抗酸化作用の高い野菜と一緒に摂ることが大切。

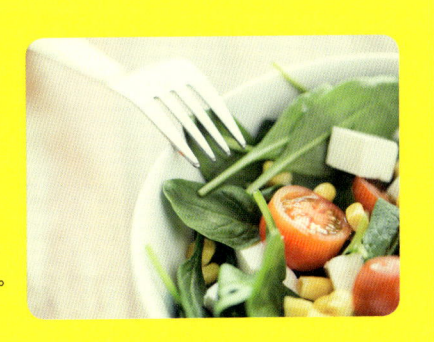

COLUMN

DHA・EPAは缶詰でも摂れる!!

脂質だけでなく、さまざまな部位に含まれているDHAとEPA。皮には2割、骨には全体の4割が含まれているため、サバやイワシの缶詰など、骨ごと入っているものはそれだけ成分も豊富です。缶詰の汁にも栄養成分が溶け出しているので捨てずに活用を！

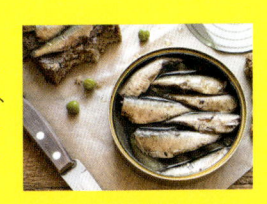

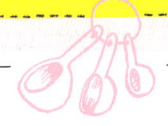

イカは香辛料で炒めると タウリンが倍増!!

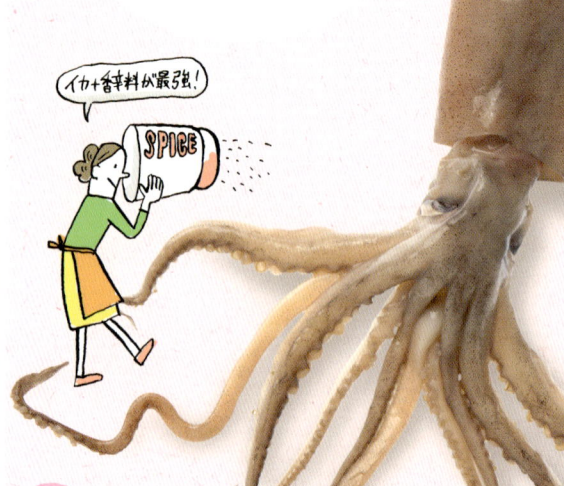

POINT

イカの歯ごたえは 切り方で変わる!

イカは吸い込んだ水を噴射して泳いでいるため、進行方向と垂直に筋肉が発達しています。そのため、イカリングのように輪切りにすると繊維に沿っているので噛みごたえが残り、縦に切ると繊維を断ち切るので、歯ごたえがなくなるんです。

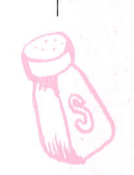

イカ+香辛料が最強!

SPICE

疲労回復にバッチリ

POINT

皮つきなら 9割のコラーゲン吸収!

コラーゲンが多いイカですが、その9割は白い薄皮に含まれています。イカのコラーゲンは動物性と植物性の要素を両方兼ね備えた理想的なもの。牛肉や豚肉などの動物性に比べて7倍も吸収率が高いんです。ぜひ皮つきで調理を!

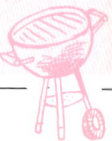

イカのタウリンを倍増させる食べ方とは？

　イカに含まれる栄養成分で、コラーゲンとともに注目したいのが「タウリン」。肝機能を高める働きがあり、生活習慣病予防対策にも効果を発揮します。イカのタウリンをさらに効果的に摂るなら「カレー味」にするのがおすすめ。カレーの香辛料であるターメリックに含まれるポリフェノール「クルクミン」も肝機能を強化する働きがあるため、栄養素をしっかりと運んでくれます。

　タウリンは肝臓内の中性脂肪を排出するため、ダイエットにも効果的です。良質なタンパク質が豊富で低カロリー、疲労回復にも役立つイカは、ここぞという時に食べたい食材なんです！

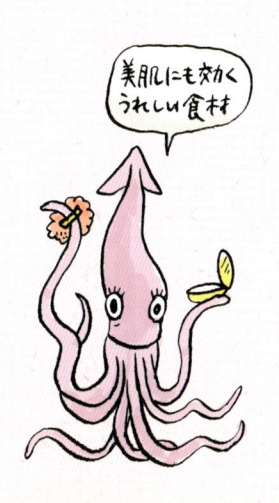

美肌にも効く
うれしい食材

OTOKU　イカの皮はそのまま！

　イカを調理する時は、薄皮をつけたままカレー粉でさっと炒めればコラーゲンもタウリンも逃がしません！　イカのコレステロール値は高めといわれますが、タウリンにはコレステロールを下げる働きもあるので、それほど気にしなくても大丈夫。

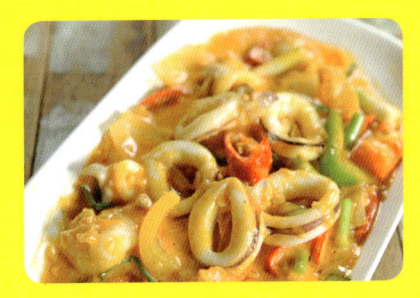

COLUMN

おつまみだけじゃない！　塩辛も美肌食材だった！

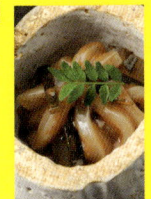

　皮も軟骨も内臓も丸ごと使った塩辛は、コラーゲンの面でも、栄養面でも満点食材！　内臓の酵母がビタミンAや鉄分、亜鉛など、ほかのイカ料理にはない有効成分をつくり出してくれるんです。また、ビタミンCと合わせることでコラーゲンの摂取量は何と3倍に。ただし、問題は塩分濃度が高いこと。一度にあまり摂りすぎず、すこしずつ食べるように気をつけましょう。

みそ汁は50℃で健康効果を最大に引き出す！

POINT

毎日のみそ汁がガンを遠ざける!?

みそ汁とガンの関係については「3杯以上のみそ汁が乳ガンの発生率を40％低減」「みそが胃ガンリスクを低減」などが検証されています。

POINT

赤みそと白みそで栄養素が変わる！

蒸した大豆を発酵させる「赤みそ」と、煮た大豆を発酵させる「白みそ」。栄養素にも違いがあり、赤みそのメラノイジンは、代謝をアップさせるので朝食に最適、白みその「GABA」は、イライラを抑えて穏やかな眠りを誘うので夕食に摂るのがおすすめ。

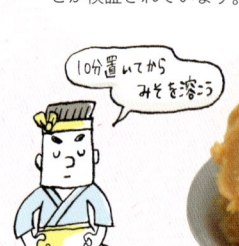

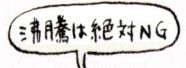

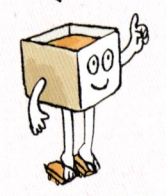

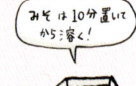

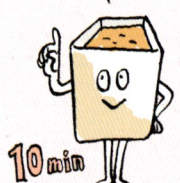

いつものつくり方では、ほとんどの菌が死滅していた!?

みその中の乳酸菌は50℃以上で徐々に死滅し、酵母も70℃ほどで全滅してしまうんです。みそ汁は香りを生かすために火を止めてからみそを溶きますが、すぐに溶いたらまだ温度は80℃ほど。火を止めてから少なくとも10分以上おいて、乳酸菌や酵母が生きられる50℃以下にすることが鉄則です！

みそ汁の健康効果は、アンチエイジングから認知症予防、血圧低下、美肌まで、いくら挙げてもキリがないほど。豊富な大豆の栄養に乳酸菌など、発酵食品独自の成分がプラスされた万能食材・みそですが、実はみそを溶く際の温度ひとつで、効果が激減してしまうんです。飲むならば最大限お得な方法で摂りましょう！

ゴマはすらないと栄養吸収率ゼロだった!!

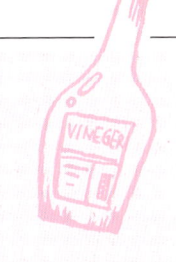

POINT

ゴマは最強のアンチエイジング食品!

小さなゴマの中には、水溶性ポリフェノールのセサミンやセサモリン、セサミノールを含むゴマリグナンなど、体内の活性酸素を取りのぞく、数々の強大なパワーが詰まっています。

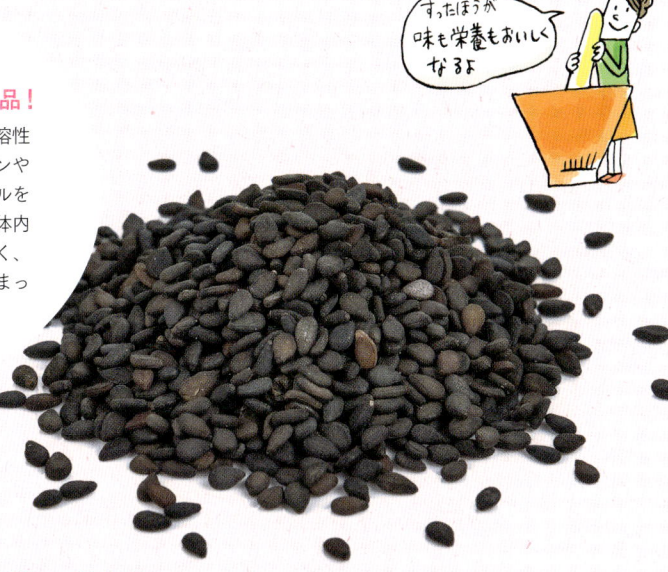

すったほうが味も栄養もおいしくなるよ

「ゴマすり」で体にうれしい効果を引き出して

　ゴマはそのまま食べると、栄養成分をほとんど吸収できません。というのも、ひと粒が小さい上に堅い皮におおわれているために人間の歯では噛み砕くことができないから。皮のままでは消化もできないので、そのまま体外に排出されてしまうんです。豊富な栄養素を残さず摂るためには、しっかり「する」ことが絶対条件。「すりゴマ」は酸化しやすいので、粒のものを買って、食べる分だけ「する」のがベストです。

　またすりゴマを加熱して「いりゴマ」にすると、抗酸化物質セサモリンが分解されて、さらに強力なセサモールに変身!　アンチエイジング効果が3倍になる上、肝臓の健康も保ってくれます。

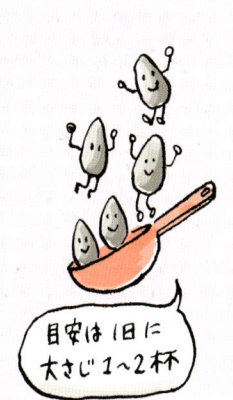

目安は1日に大さじ1〜2杯

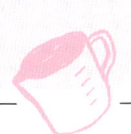
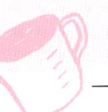

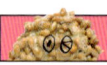
あつあつご飯に納豆はダメ！70℃で酵素が死滅！

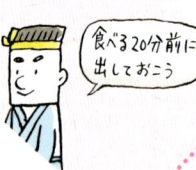

食べる20分前に出しておこう

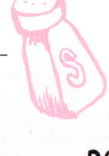

POINT

納豆は夕食にするべき！

朝ごはんのイメージが強い納豆ですが、実はおすすめは夜。成長ホルモンの分泌を促すアルギニンや、血液サラサラ効果のあるナットウキナーゼが睡眠中に作用してくれます。

POINT

食べる前20分の常温放置で酵素が活性化！

納豆は食べる直前ではなく、20分ほど前に冷蔵庫から取り出して。納豆菌は殺菌されていないため、常温で発酵が進みます。同時にナットウキナーゼも活性化！

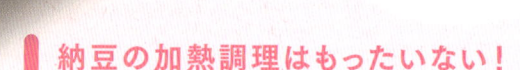

納豆の加熱調理はもったいない！

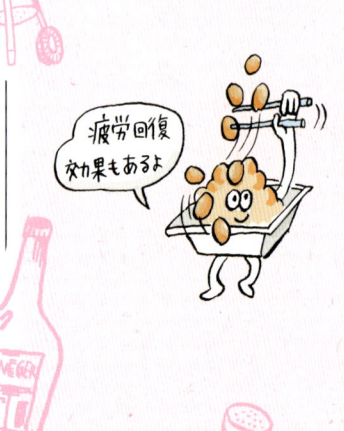

疲労回復効果もあるよ

大豆の栄養を発酵の力でさらに強めた納豆は、日常的に取り入れたい食材。でも、炊き立てのあつあつご飯と合わせると、納豆の大事な成分、ナットウキナーゼが死滅してしまいます！　ナットウキナーゼは酵素のため、50℃以上で活性が鈍くなり、70℃でほぼ働きを失ってしまいます。人がおいしいと感じるのは40〜48℃のほんのりあたたかいご飯ですから、適温にしてから一緒に摂るのがベスト。納豆をよく混ぜると栄養価が上がるわけではありませんが、口当たりがよくなり旨みが増します。また納豆にはビタミンKも豊富で、1日1パックの納豆で必要摂取量を補うことができます。

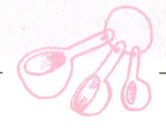

その常識が非常識？

大事な栄養、
捨てちゃダメ！

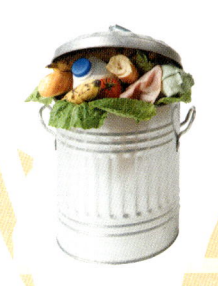

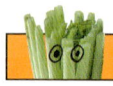

知らないと損!!
捨てていたあの部分、実はこんなに栄養たっぷり!

野菜の皮や葉っぱ、根っこ。いつも捨てていた部分には、時には可食部分よりも大事な栄養素が隠されていることも！

RULE 1

実を守る皮、栄養を秘める種を上手に食べてお得に！

　ふだん捨ててしまっている食材の代表といえば、やはり野菜や果物の皮。そして次の命をつなぐ種子は、生長のためのパワーを秘めているので栄養たっぷり！　できるだけ捨てずに食べ切りましょう。

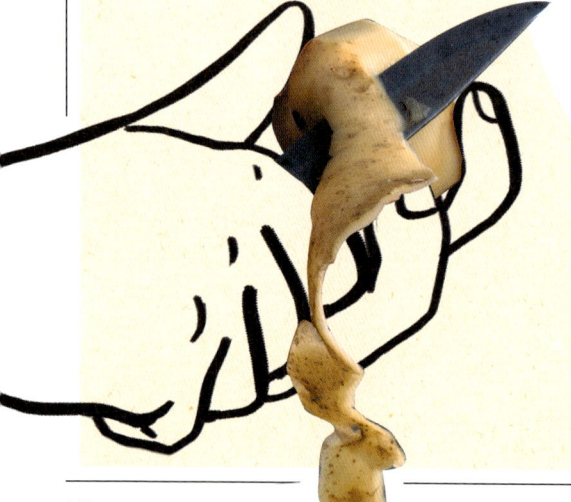

皮

ジャガイモやゴボウ、大根、ニンジンなどの根菜類は皮のすぐ下に栄養がたっぷり。リンゴなどの果物全般は皮にポリフェノールが含まれています。

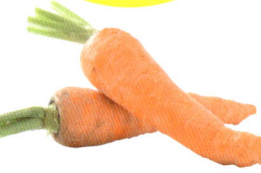

ニンジンの葉には5倍のカルシウム！

ニンジンの葉は、可食部分とは違う栄養素がたっぷり！　タンパク質は3倍、カルシウムは5倍も含まれています！

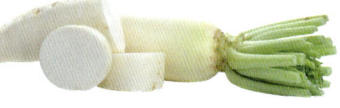

大根の葉には可食部分の5倍のビタミンC！

大根の葉には白い部分にはない若返りビタミン、ビタミンEまでも含み、繊維質も3倍！　ゴミどころか宝の山なので、捨てずにしっかり使って。

皮も種も捨てると
こんなに損！

種

カボチャの種やピーマンの種、ワタには、可食部分にはない栄養成分を含みます。スイカの種も、ビタミンEが豊富でアンチエイジングに効果的。

根菜の「葉」は
緑黄色野菜！
捨てるべからず！

大根やカブ、ニンジンなどの根菜の葉は、太陽の光をしっかり浴びた緑黄色野菜！ β-カロテンやビタミンCを中心に、しっかり栄養が詰まっているんです。時には可食部分より栄養が多い場合もあるので捨てるなんて言語道断！

皮をむくように
なったのいつから？

野菜の皮をむくようになったのは、実は戦後。食感をよくするためと、残留農薬を気にする人が増えたため。現在の安全基準は「皮ごと・洗う前」の状態で決められているので、野菜の皮も安心して食べることができます。ただし、レモンなどは防腐剤が使用されていることもあるので皮を使うなら国産のものを使って。

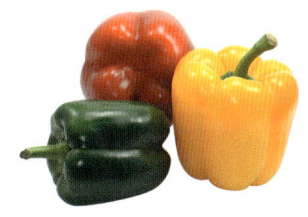

ピーマンは
90％が水分

種をのぞく可食部分の90％は水分！ 皮よりも、種に栄養が詰まっているんです！

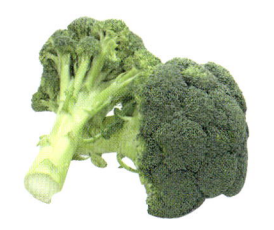

ブロッコリーの茎にも
可食部分と同じビタミン！

固いからと捨ててしまいがちなブロッコリーの茎。可食部分とほぼ同等のビタミンと抗酸化作用があります！

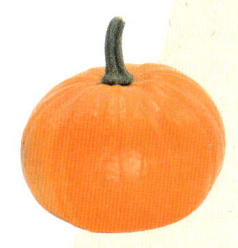

カボチャのワタと種は
スーパーフード！

コレステロール値を下げる不飽和脂肪酸やビタミンEなど、ワタと種には、可食部分にはない豊富な栄養素が！

ほうれん草は捨てるところナシ！赤い根元も捨てちゃダメ!!

根元の赤い部分は捨てちゃダメです

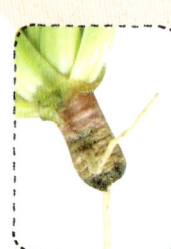

POINT

緑黄色野菜中トップクラスの栄養

鉄分の吸収を高めるビタミンCや、疲労を回復するビタミンB群、体をつくるミネラルなどが豊富なエース級の野菜！

POINT

根の「赤」にはマンガンが豊富

貧血を防ぐ鉄分や骨をつくるマンガンは、葉よりも根の赤い部分にこそ多く含みます。ポリフェノールも入って、アンチエイジングには欠かせない！

MEMO

ほうれん草にはえぐみやアクのもと・シュウ酸が含まれています。沸騰したお湯でさっと茹で、水にさらしてアクを抜いて。ビタミンが流れてしまうため、1分ぐらいで手早く！

根元には、葉先に送るための栄養がたっぷり！

疲労回復にも美肌にも、老若男女問わず必要な栄養が詰まった葉物野菜・ほうれん草。葉や茎はもちろんですが、ここで注目してほしいのが根元の赤い部分。昔は「食べちゃダメ」といわれていましたが、実はここここそがすごく大事な部分だったんです。

根から栄養素を吸い上げ、茎を通って葉先に送るため、ほうれん草の中でいちばん栄養が多いのは葉の部分。そして根は、葉先に送るための栄養素を溜めているので、実は茎よりも栄養豊富！　根元の部分にも、ミネラルなどの栄養がしっかり含まれているんです。また根元は栄養とともに甘みをたくわえているので、捨てずに食べないともったいない！

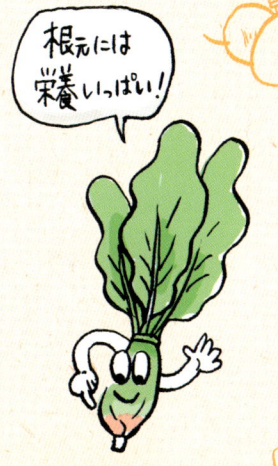

根元には栄養いっぱい！

OTOKU ほうれん草は根元も一緒に洗う！

ほうれん草の根元は土が溜まりやすく洗うのがちょっと面倒…と思う人も。
でも基本の洗い方なら、根元も簡単に汚れがとれてしっかりキレイに！

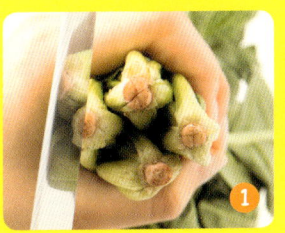

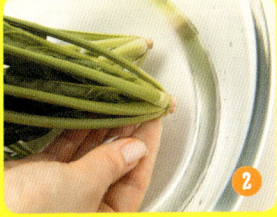

1 ほうれん草の根元に、十文字の切り込みを入れる。

2 流水、または水を溜めたボウルの中で、もむように泥を落とす。

COLUMN
旬のほうれん草は最強です！

旬である冬を迎えたほうれん草は、夏に比べてビタミンCが何と3倍に！　そして甘みは9倍も上なんです。旬のほうれん草は、風邪をひきやすい冬の体を、しっかり守ってくれるので、時期は逃さずにゲットして。

ちなみに、ほうれん草のビタミンCは冷蔵保存では9日間で70％が失われてしまいますが、下茹でしたものを冷凍すればビタミンC量はほぼ変わりません。保存をするなら茹でてから冷凍すれば最長1ヵ月鮮度をキープ！

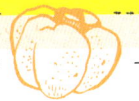

大根 の葉は根よりも 優秀！
ビタミンCはほうれん草の5倍！

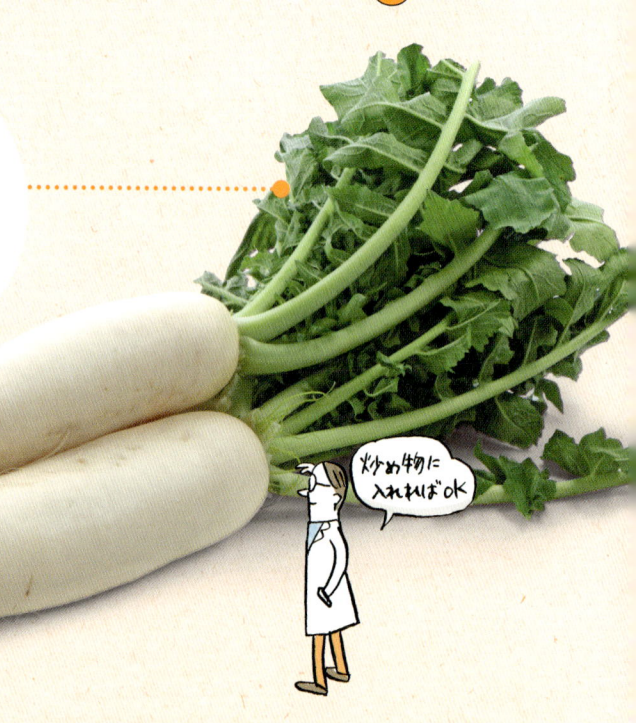

POINT

ビタミン・ミネラルが満タンです！

葉はほうれん草と比べビタミンCは5倍、カルシウムは5.3倍。これを捨てるなんて絶対にもったいない！

炒め物に入れればOK

葉つきで売ってたら即買い！

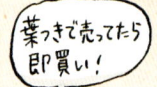
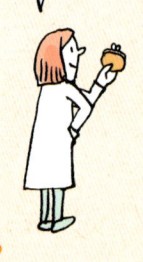

MEMO

大根おろしに小麦粉を加えて練り、ガーゼにのばし肩に貼ると、筋肉の炎症を鎮めて急性の肩こりに効果あり！

┃ 大根の葉は緑黄色野菜だった！

　大根の緑の葉は緑黄色野菜で、栄養満点の超優秀食材です。切り落とした状態で売られることがほとんどですが、葉つきで売っている新鮮なものを見つけたら、迷わず買いましょう！　大根の葉は根の栄養を吸収してしまうので、買ってきたらすぐに根と葉を切り分けます。葉は保存しやすい大きさにカットし、熱湯でさっと茹でて冷ましたら、冷凍保存がおすすめ。

　葉に多く含まれる美肌に効くビタミンAは脂溶性。そのままでは10%程度しか吸収できないので、茹でるよりも、油で炒める調理をすれば体も喜びます。

かぶは葉っぱが 命！
β-カロテンは根の 2800倍、
ビタミンAは 230倍！

POINT

**二日酔いにも
おすすめ！**

白い根の部分と比べて、
葉はカルシウムが6倍、
ビタミンCは3倍と本体
よりも栄養価の高いかぶ。
二日酔いに効果的なナイ
アシンも含みます！

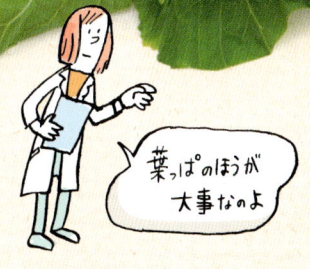

葉っぱのほうが
大事なのよ

▶ かぶの葉は茹でるのがBEST！

　栄養価でいうなら、かぶのメインは根より葉！　β-
カロテン、ビタミンB群、ビタミンCなどが豊富に含
まれているので、美肌にも、疲労回復にも効果的なん
です。またかぶの葉は茹でると、β-カロテンは1.2倍
にアップ！　ビタミンCがカルシウムの吸収率を上げ
るので、乳製品と合わせてシチューにしても◎。ス
ープまで飲めば溶け出したビタミンもムダなく摂れますよ。

　大根に比べて、葉つきで売っている場合も多いので、
葉っぱは捨てずに「もったいない調理」にならないよ
うにしっかり食べましょう。

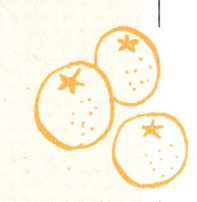

MEMO

貧血を予防する鉄分や
葉酸もたくさん含まれ
ているかぶの葉は、ぬ
か漬けにすると、代謝
をアップさせるナイア
シンが5倍にアップ！

ブロッコリーは茎こそ大事にしなきゃ損！

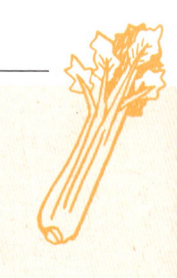

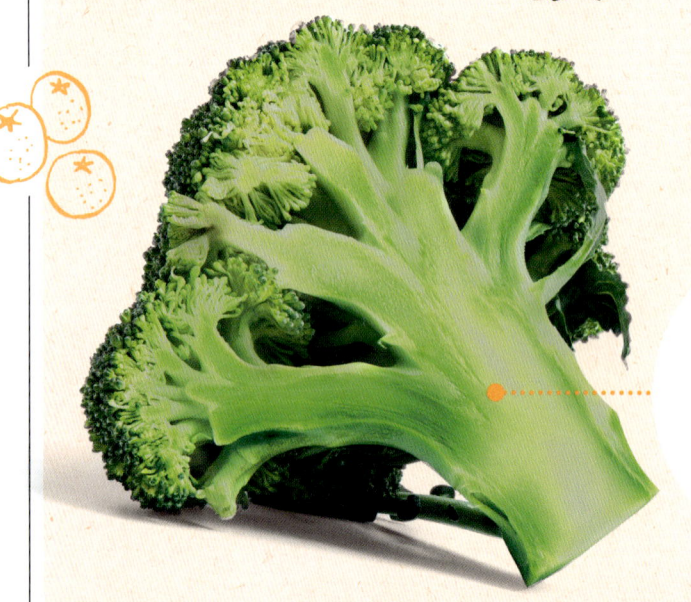

POINT

ビタミンCはみかんの4倍！

もともとキャベツを改良してつくられたブロッコリーはβ-カロテンとビタミンCが豊富で、含有量はキャベツの3倍！

ビタミン類に食物繊維、茎が優秀なんです！

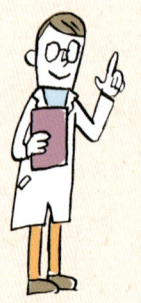

100g食べれば1日分のビタミンCが摂れるというブロッコリー。茎は固くて食べるのが面倒…と思うかもしれませんが、実は茎には、花蕾（からい）と同様のビタミンCやβ-カロテンが含まれている上、食物繊維など、茎ならではの成分もたっぷりあるんです！

茎の断面の白い部分はやわらかいので、固い周囲をむいてから薄切りに。ビタミン類の流出を防ぐため、蒸し調理かレンジでチンがおすすめです。

ブロッコリーに含まれる成分「スルフォラファン」は、抗酸化作用と解毒作用が高く、「ガン予防が期待できる食べ物」との研究も。茎まで食べて、しっかり栄養を摂りましょう！

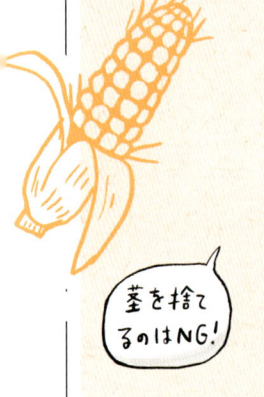

茎を捨てるのはNG！

食べなきゃ損！セロリの葉の β-カロテンは茎の2倍！

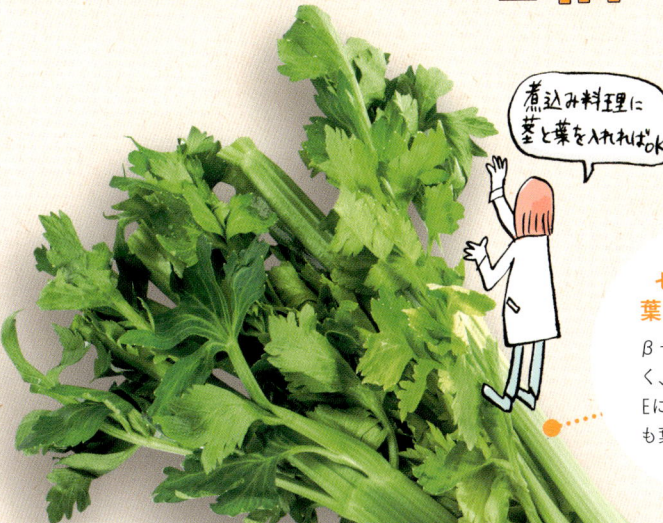

煮込み料理に茎と葉を入れればOK

POINT

セロリは茎より葉が大事だった！

β-カロテンだけでなく、ビタミンB群、C、Eに加えて、食物繊維も葉の方が豊富です。

β-カロテンや、葉っぱだけのお宝栄養素も！

　茎のシャキッとした食感と香りを楽しむセロリ。でも捨ててしまう葉の方が、ずっと栄養豊富なんです。葉は茎の部分よりも多くの栄養が含まれていて、なかでもβ-カロテンは茎の2倍！　また血流を活性化するピラジンは葉にだけ含まれるお宝栄養素です。

　美肌や疲労回復のほか、便秘解消や精神安定の効果もあるセロリの葉。香りに含まれる成分には、加熱することによって味に深みを加え、コクを出す働きもあるため、煮込み料理に加えるのがおすすめ。スープに流れ出る栄養素も残さず摂取できます。

　ただし葉が茎の栄養を吸い上げてしまうので、購入後はすぐに葉と茎を切り離しておきましょう。

MEMO

油で炒めてしょうゆ、酒で味つけをして常備菜にしても◎！

実よりも**カリウム**が**豊富**！ **トウモロコシ**は**芯**も**ヒゲ**も 捨てるところ**ナシ**‼

POINT

ヒゲには アレルギー 予防効果！

トウモロコシのヒゲは、最新の研究では花粉症などアレルギー症状にも効果があるとされています。

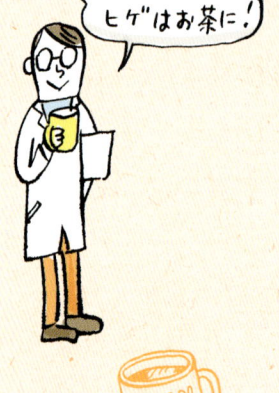

芯は出汁に！ ヒゲはお茶に！

芯もヒゲも、捨てちゃダメ！

　トウモロコシを食べる時に、芯にどうしても残ってしまう粒の付け根。ここは実は「胚芽」で、不飽和脂肪酸であるリノール酸やビタミンB群、食物繊維、鉄分、亜鉛などがいちばん豊富に含まれる部分なんです！

　包丁で粒を切り落とすやり方だと付け根が残ってしまうので、輪切りにしたトウモロコシの縦2列分を付け根から外し、その列から親指の腹で削ぐように回していくとキレイに取れます。また芯自体にも栄養と甘みがたっぷり。スープのダシにしたり、ご飯と炊き込んだりして余さず摂りましょう！

　カリウムが豊富なヒゲは、乾燥させてお湯を注げば、むくみ予防効果のあるコーン茶に。

見た目で判断しちゃダメ！
カボチャはワタ、種のほうが栄養あり！

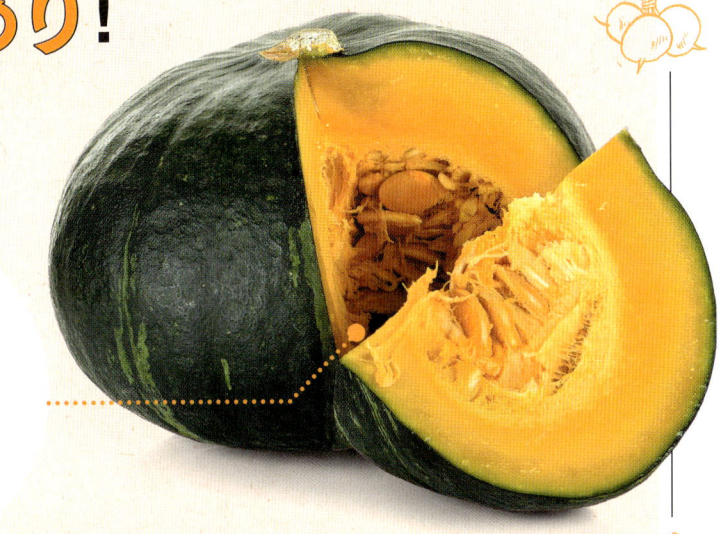

POINT

カボチャの種はスーパーフード！

漢方では薬としてもおなじみのカボチャの種は、コレステロール値を抑えるリノール酸など不飽和脂肪酸のほか、ビタミンEや各種ミネラルなどがたっぷり！

成長のパワーを秘めた「種」は捨てちゃダメ！

　ほとんどの人が捨ててしまうカボチャの種。しかしここも、実はおいしく食べられるんです。そのうえ、高タンパクでミネラル、ビタミンもたっぷり、また悪玉コレステロールを撃退する物質も含まれていていいことづくめ。食べ方は、ワタを取りのぞいた種を電子レンジやトースター、オーブンなどで乾燥・ローストさせるだけ！　種の白い殻はむいて、中の緑の部分をいただきます。ほんのりとした甘みと香ばしさは、ちょっとしたおやつやおつまみとして食べたり、グラノーラなどに入れてもOK。ただし、栄養価が高い分カロリーは高め。小粒だからとついたくさん食べてしまうと脂質の摂りすぎになるので注意！

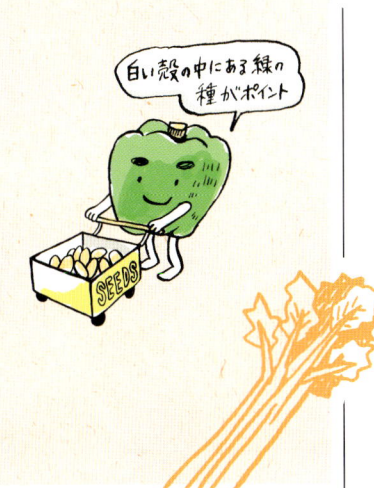

白い殻の中にある緑の種がポイント

みかんの白いすじはきれいに取らないほうが得！

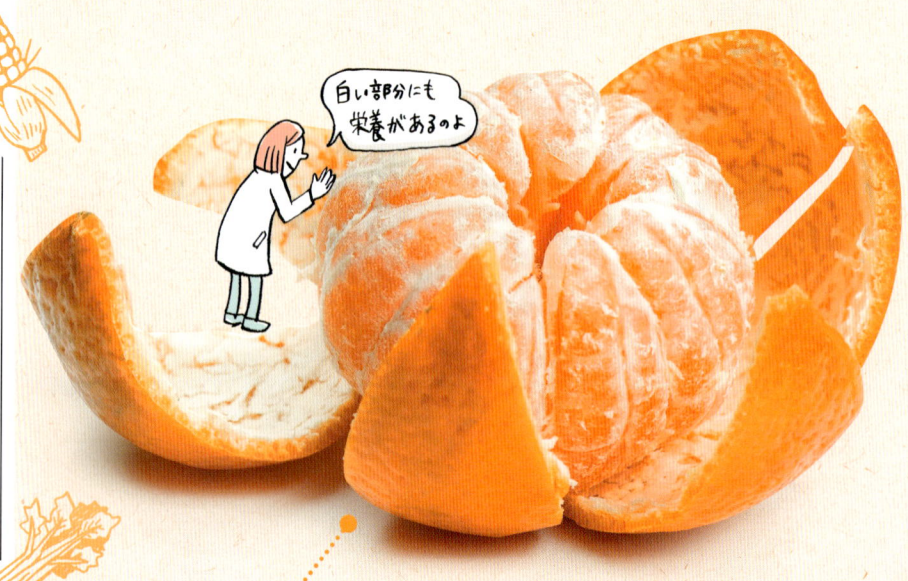

白い部分にも栄養があるのよ

POINT

みかんのすじには実の300倍のビタミンP！

みかんのすじに含まれるビタミンPは、ビタミン様物質と呼ばれるポリフェノールの一種。ビタミンCの吸収を助け、血管を強くしてくれます。

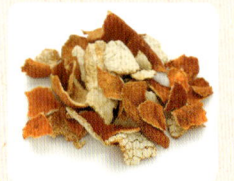

丸ごと食べて風邪予防効果もアップ！

みかんに含まれる栄養といえば、何といってもビタミンC。「風邪予防といえばみかん」といわれるほどですが、すじや皮をきれいに取って食べると、この効果は激減するんです。なぜならビタミンCの吸収率を高めるビタミンPは、ほとんどここに含まれているから。また、コレステロール値を下げるペクチンもすじと皮のほうが4倍も多く、捨てると大損なんです。

どうしても筋は取りたい！という人は、キレイに洗って4〜5日乾燥させたみかんの皮と一緒にミキサーにかけ、粉末にして「陳皮」に。お湯に混ぜて飲んだり、さわやかな薬味として使ったりすると、美肌効果や生活習慣病予防効果がありますよ。

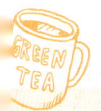

飲むだけでは**もったいない！**
茶がらには**7割**の
栄養が残っている！

茶がらは
2度おいしい！

緑茶のビタミンを食べちゃおう！

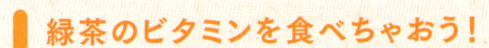

　緑茶の成分として知られるビタミンCやカテキン。これらは水に溶け出すため、お茶として飲めば摂ることができますが、捨ててしまう茶葉には、何とニンジンの2.4倍のβ-カロテンやほうれん草の25倍のビタミンEが！　これらは脂溶性のため、茶がらにほとんど残ってしまうんです。まさに茶がらならぬ宝の山！

　しっかり乾燥させた茶がらをミキサーやすり鉢で粗い粉末にして、ふりかけにしたり、おにぎりに混ぜ込めば風味が楽しめます。ケーキやクッキーの生地に入れて、和風スイーツにしてもお得に食べられます。

　1日大さじ半分〜1杯で充分なカテキンが摂れるので、生活習慣病予防にも有効です。

POINT

緑茶には水に
溶けない栄養素が

緑茶の栄養には、「水溶性」と「脂溶性」が。脂溶性はお湯を注いで飲んだ後の「出がらし」に、7割も残ってしまっています。

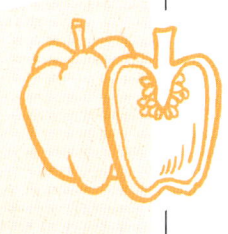

ピーマンのワタ、栄養は皮の10倍!!

POINT

ワタの栄養価が見逃せない！

ピーマンの苦みのもととして捨てられてしまうワタと種、実は血液サラサラ効果成分「ピラジン」の宝庫なのです！

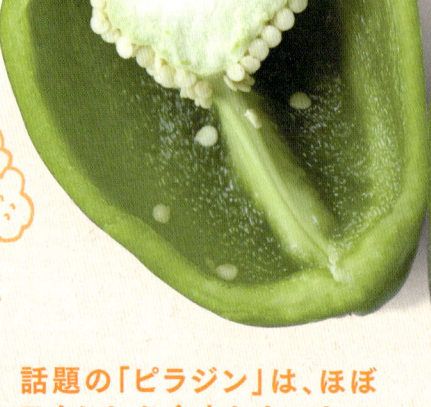

話題の「ピラジン」は、ほぼワタにしか含まれない！

　緑のピーマンの独特の成分「ピラジン」。ピーマンの苦みのもととなっているため、ピラジンを多く含むワタや種は、調理の時にはほとんど捨ててしまっていたのではないでしょうか？

　でも、種は発芽に必要な栄養分を備えている上、ピラジンには血液をサラサラにして血栓や脳梗塞、心筋梗塞などの予防、そして血行をよくする効果があります。また、薄毛予防や美肌効果、代謝促進も期待できます。皮に含まれるピラジンはそれほど多くなく、ほとんどが種とワタに含まれていて、その量は何と10倍！　またむくみなどに効果のあるカリウムも豊富なので、丸ごと食べた方が絶対お得なんです！

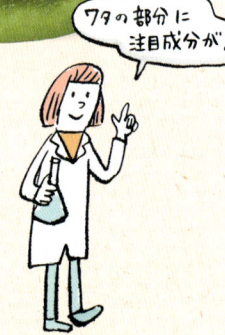

ワタの部分に注目成分が！

MEMO

ピーマンの肉詰めはワタつきでつくると、肉がはがれにくくなって、ワタの苦みも気になりません。

CHAPTER
6

TPOで賢く使い分け！

どっちが正解？
得する食材選び

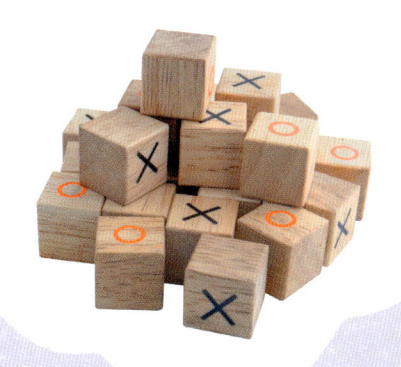

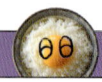

同じ食材でも
TPOに合わせて
選べばもっとお得！

木綿豆腐か絹豆腐か？　ピーマンの色は？
「何となく」で選んでいる食材ですが、
目的や状況に合わせて選択することが、
賢い食べ方のコツなんです！

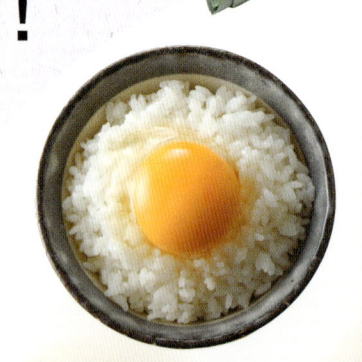

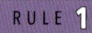 RULE **1**

色が鮮やかなものがいい！
大は小を兼ねる!?　それは間違いかも。

　大きい卵は値段も高いし、栄養もたっぷり詰まっているはず！　でも、よく調べてみると大きさが違っていても、栄養はほとんど変わらないんです。同じように似た食材でも「よく出回っているから」「人気があるから」「何となく良さそうだから」では、損してしまうことがあります。食材の選び方のルールを身につけることで、もっと効率的に栄養を摂りましょう！

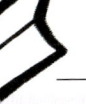

必要な栄養素、いらない栄養素は何かを見極めよう！

　風邪予防なら？　カロリーが気になるなら？　塩分が気になるなら？　食材や調理法を選ぶ時には、自分には今、何が足りていないのか、何をカットするべきなのかを見極めることが必要です。栄養を吸収できる量は人それぞれ。選ぶ基準を持つことで、もっとお得に食べ方のコツをつかみましょう！

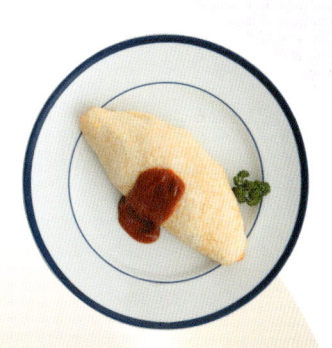

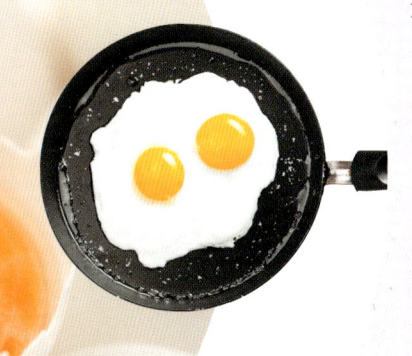

「食べる順番」は野菜から！とは限らない

　「ご飯・豚の生姜焼き・青菜のおひたし」を食べる時、ご飯から食べるのではなく、おひたしから食べれば血糖値の急激な上昇を抑えられるので太りにくくなります。ただし、食が細く、すぐ満腹になりやすい人は、先に野菜から食べてしまうとタンパク質が吸収できないことも。カロリーを気にするなら、「野菜→タンパク質→炭水化物」、食が細く、すぐ満腹になりがちなら「タンパク質から先に」と覚えましょう！

硬さでも太りやすさは変わる？

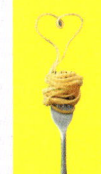

　「ご飯やパスタなどの炭水化物は太りやすい」と思われがち。しかし固めにすれば消化にカロリーを使うため、太りやすさも違ってきます。栄養を吸収したければやわらかめ、太りたくない時は固めに仕上げましょう。

Q. 春と冬、どっちの アスパラガスがすごい？

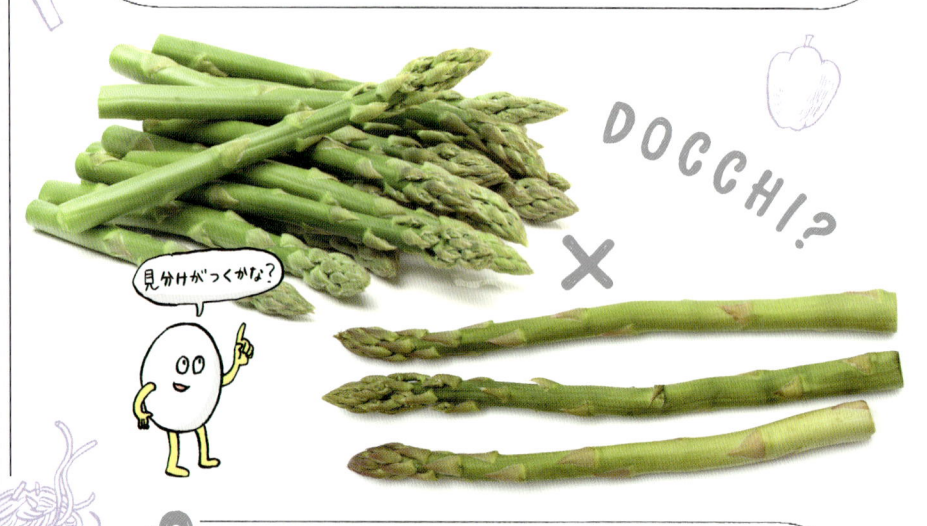

DOCCHI?

見分けがっくかな？

A. 旬のアスパラガス の栄養効果は 栄養ドリンク並みです！

　旬の栄養価の「違い」が絶対に見逃せないのが春のアスパラガス。まず、血流改善に効果的なルチンが、冬場のハウス栽培のものに比べて何と7倍！ β-カロテン量も冬に比べて3倍にもなります。

　肝機能促進や疲労回復に効果があり、栄養ドリンクにも含まれるアスパラギン酸をはじめ、ビタミンC、カリウムなど高い栄養価のアスパラガス。

　茹でて調理でもそれほど栄養は逃げませんが、加熱しすぎはビタミンの減少のもと。旬のアスパラガスは甘みも強いので「さっと茹で」か「電子レンジ蒸し」でシンプルに食べるのがおすすめ。

TIPS

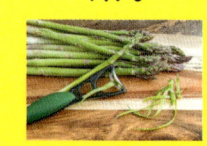

根元の固い部分はピーラーでしっかり皮をむくことで、加熱時間の短縮を！

春頃のアスパラガスは、1日に5〜10cmも成長するというパワフルさ。穂先だけでなく、茎にももちろんビタミン、カリウムなどの栄養が詰まっています。

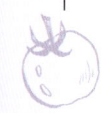

Q. 赤・緑・オレンジ・黄色 料理No.1ピーマンはどれ!?

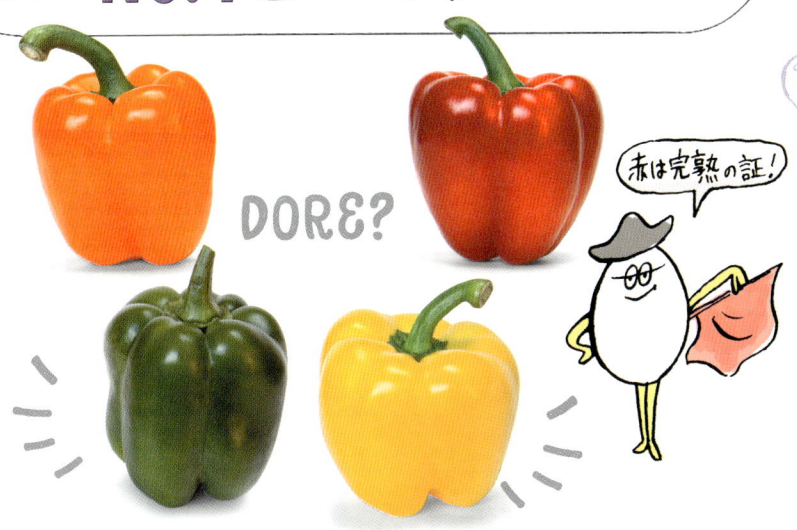

DORE?

赤は完熟の証!

A. 栄養価や糖度は、 **赤ピーマン** に軍配が上がります!

ピーマンの中でも、いちばん栄養価が高いのは実は赤！　ピーマンは、熟すにしたがって緑から赤（品種によっては黄色やオレンジ）へと色が変化しますが、その過程で独特の青っぽい香りが消えて甘く、やわらかくなっていくんです。

完熟するとビタミンCは緑ピーマンの2.4倍、β-カロテンは約3倍、ビタミンEは5.4倍に！ただし、血液サラサラ効果のあるピラジンはなくなってしまうので注意。緑のピーマンのシャキシャキした食感と独特の苦みは加熱調理に、苦みのない赤ピーマンはサラダなどの生食におすすめです。

TIPS

ピーマンとよく似た野菜にパプリカがありますが、ピーマンとの違いは「大きさ」と「果肉の厚さ」。ピーマンと同様に緑は未熟果、赤や黄色、オレンジが完熟となります。完熟のものは栄養価もたっぷりで、β-カロテンは緑ピーマンの約7倍！

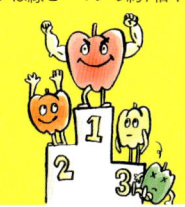

Q. 大玉、中玉、ミニ… いちばん栄養価の高いトマトは？

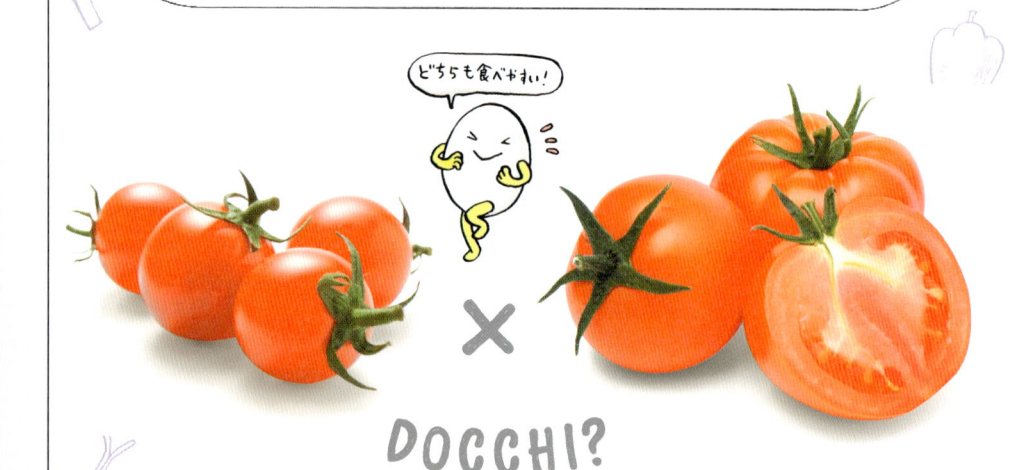

どっちも食べやすい！

✕

DOCCHI?

A. ミニトマト がWinner！ 大玉以上の栄養価がぎっしりです。

ミニトマトの栄養価は、実は大玉のトマトよりも上！ ビタミンB群、ビタミンC、カリウム、食物繊維などは約1.5〜2倍、リコピンは約3倍なんです！ そして注目なのが、殺菌効果や抗酸化作用、抗アレルギー、免疫力アップといった、リコピンにも負けない効果を持つ「トマトサポニン」。ミニトマトには大玉トマトより、3〜5倍も多く含まれています。トマトジュースでは摂ることができないので、ぜひミニトマトで栄養をチャージしましょう！ 糖度が高いのでトマトソースも味が濃く、おいしくできます。

TIPS

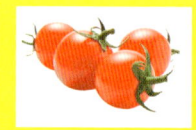

トマトの原産・アンデス山脈で生まれたのは、現在のミニトマトに近い形のチェリートマト。ヨーロッパには観賞用として広まりましたが、食用になるにつれてさまざまなサイズのトマトが誕生！ ミニトマトの方が実は先輩なんです！

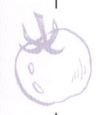

Q. 「バレンシア」と「ネーブル」 栄養価で選ぶならどっち?

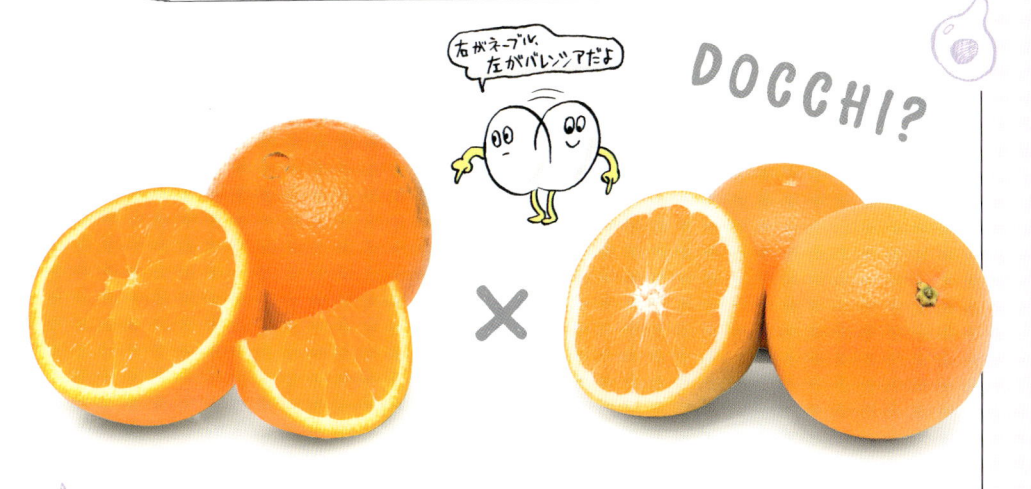

右がネーブル、左がバレンシアだよ

DOCCHI?

×

A. 甘み も ビタミンC も 高いのは ネーブル !

みかんの2倍のビタミンCと、レモンなどにはないβ-カロテンを含むオレンジ。日本でよく見かけるのは「ネーブル」と「バレンシア」の2種類です。栄養価としては全体的にネーブルの方が多めで、ビタミンCや、抗酸化作用のβ-クリプトキサンチンもネーブルが1.5倍！　ただしβ-カロテンはバレンシアが2倍。風邪予防にはネーブル、美肌にはバレンシアと覚えておきましょう！糖度もネーブルの方が高く、種もなく食べやすいので生食向き。バレンシアは酸味が多くジュースにおすすめです！

TIPS

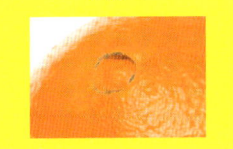

春から秋にかけて出回るバレンシアと、秋から春にかけて見かけるネーブル。見た目で分かる違いは、ヘタの反対側のでっぱりがあるかないか。このへそがある方がネーブルです。

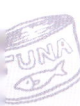

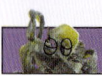

Q. 塩蔵？ 乾燥？ 海藻はどっちを選ぶべき？

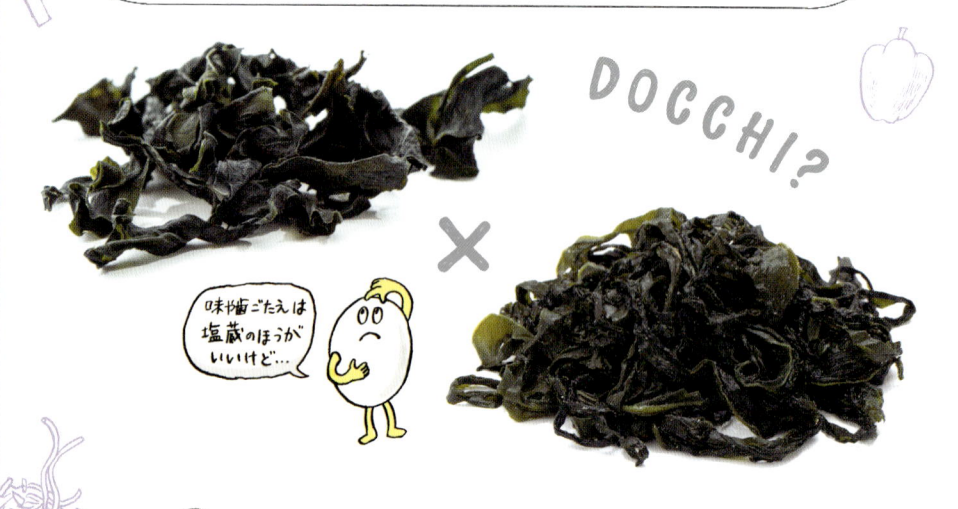

DOCCHI?

味や歯ごたえは塩蔵のほうがいいけど…

×

A. カルシウム や ミネラル 、栄養価で選ぶなら 乾燥 ！

　生ワカメを湯通しして塩漬けにした塩蔵ワカメと、水で戻すだけで使える手軽な乾燥ワカメ。より生ワカメに近い食感が楽しめる塩蔵ワカメですが、意外にも栄養価は乾燥ワカメの方が高いんです！　塩蔵ワカメは、長い時間水に浸けて塩抜きをする必要があるため、その分水溶性のミネラルやビタミンB群が流れ出てしまいます。さっと戻せる乾燥ワカメに比べて、カルシウムやマグネシウムは1/3、β-カロテンも1/4に。水戻しする時間は塩蔵ワカメで10分、乾燥ワカメで5分を目安にして、栄養素の流出を防ぎましょう！

TIPS

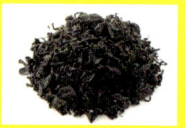

塩蔵は生ワカメに塩を加えて脱水したもの、乾燥ワカメは水で洗って乾燥させたもの。塩蔵は塩抜きしてから、乾燥は水で戻して使います。さらに手軽なカットワカメは、塩抜きした塩蔵ワカメをカットして、再び乾燥させたもの。栄養的に塩蔵ワカメと大きな差はありません。

Q. 木綿豆腐と絹豆腐、ヘルシーに食べたいならどっち？

DOCCHI?

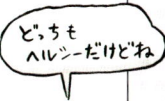

どっちも
ヘルシーだけどね

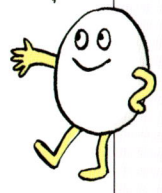

A. カロリーで選ぶなら 絹豆腐 ！ むくみ防止にも

焼いたり炒めたりする料理には硬い木綿豆腐、冷奴やサラダには絹豆腐、と料理や好みで使い分けるこの2つ。日常的に摂りたい健康食ですが、実はカロリーは木綿の方が1.2倍と多め。よりヘルシーに、という時には、絹豆腐を選んで。

ギュッと水分を絞ってつくる木綿に比べ、絹豆腐は水分を多く含んでいます。その分木綿の方がエネルギーは高く、タンパク質やマグネシウム、鉄なども1.3〜1.5倍ほど多くなっています。ただし、木綿は仕上げに水を絞るので水溶性のカリウムやビタミンB群が流れ出てしまいます。

TIPS

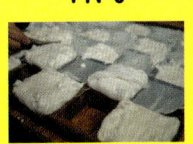

豆乳ににがりを加えて、一度くずしたものに圧力をかけ水分を絞って固めた「木綿豆腐」と、より濃度の高い豆乳ににがりを加え、そのまま固めた「絹豆腐」。木綿豆腐は型に木綿を敷いてつくりますが、絹豆腐はよりきめ細かいという意味で絹を使っているわけではないんです。

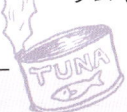

Q. 大・中・小、卵の大きさで栄養価に違いはある？

L

M

S

DORE?

ニワトリの年齢で変るよ！

A. 栄養価のキモ・ 黄身 の量は どのサイズでも 一緒 なんです！

　値段も違うし、サイズが違っていれば中身もそのまま大きくなるの？と思いますが、実は違うのは白身の量だけ。黄身の大きさはどのサイズでもほとんど変わりません。卵の栄養はほとんどが黄身にあるので、サイズの大きさでの栄養価の違いはほぼゼロ。茶碗蒸しやスフレなど、白身が多い方がやわらかく仕上がる時はLを、目玉焼きなどはSを、と使い分ければお得です。

　ちなみに卵の殻の色の違いは、産む時の環境が明るいか暗いかの違いだけ。餌が同じなら、色で栄養価が違うということはないのです。

TIPS

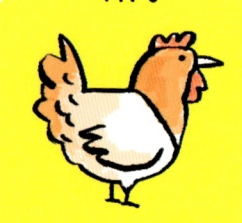

種類もサイズもさまざまな卵。サイズはS〜LLとありますが、これはニワトリの年齢の違いによるもの。卵を産む卵管が年齢とともに太くなっていくためにサイズが大きくなります。

Q. ツナのオイル漬けと水煮、どっちを選ぶ？

DOCCHI?

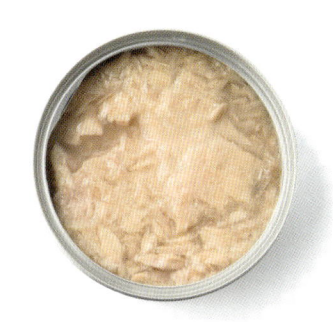 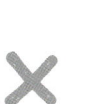 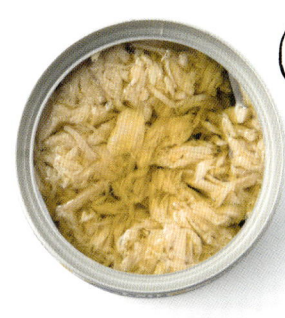

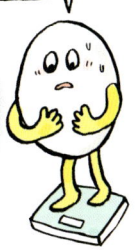

味とカロリー
どっちを優先する？

A. オイル漬けも水煮も、DHA・EPAはバッチリ！

　ツナといえばオイル漬けですが、よく棚を見ていると「水煮」と書かれているものもかなり多いですよね。当然カロリーはオイル漬けの方が3倍ほど上。ミネラルやビタミン量に大きく変わりはありませんが、オイル漬けは植物油に漬けられているため、不飽和脂肪酸のリノール酸が豊富です。しっかり摂りたいDHA・EPAはどちらにもきちんと含まれているので、味で選ぶならオイル漬け、カロリーで選ぶなら水煮と使い分けてOK。漬けてある油分や水分の中に魚の栄養も溶け出しているので、調理に使うとお得。

TIPS

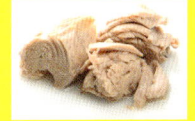

オイル漬けは植物油の中で加熱したもので、ツナの身に油のコクが加わって濃厚な味わい。健康志向が高まる中で、この油分を気にする層に向けて開発されたのが野菜スープなどの水分で煮た「水煮」。また、ツナの材料にはマグロだけでなくカツオが使われていることも。

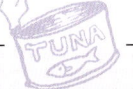

Q. カルシウムを摂るなら牛乳とチーズ、どっち？

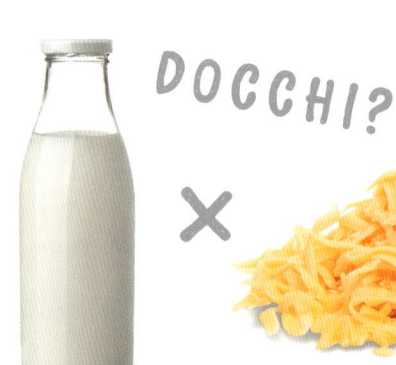

DOCCHI?

×

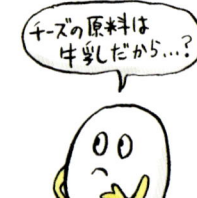

チーズの原料は牛乳しだから…？

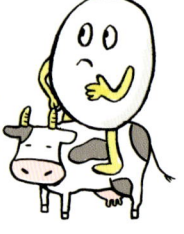

A. チーズ のカルシウムは牛乳の 6倍 ！

　牛乳を原料にしたチーズは、当然カルシウムも豊富。チーズをつくるには10倍の牛乳が必要ですから、チーズ20gを食べれば牛乳をほぼ200㎖飲んだことになるんです。

　カルシウムの量を比べると、プロセスチーズでは牛乳の約6倍、パルメザンチーズでは10倍以上！　牛乳と同様、カルシウムの吸収率が高く、しかも、お腹が痛くなる原因である乳糖はチーズの製造段階で外に出てしまうためにほとんど含まれません。チーズにはビタミンAやビタミンB_2が含まれ、骨や肌などの活性化にひと役かってくれます。

TIPS

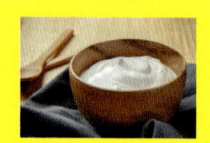

日本人の1日あたりのカルシウム推奨摂取量は600〜800mgですが、現在の平均摂取量は531mgとだいぶ不足。カルシウムといえば牛乳ですが、お腹がゴロゴロするからと苦手な人も。同じ乳製品ならチーズやヨーグルトでもカルシウムは手軽に摂れます！

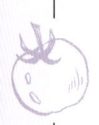

Q. パスタの塩は いる？ いらない？

DOCCHI?

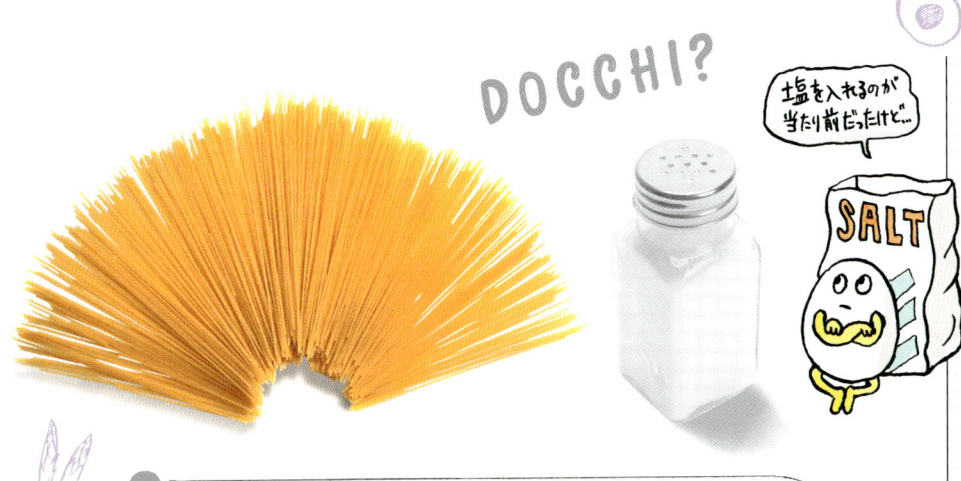

塩を入れるのが当たり前だったけど…

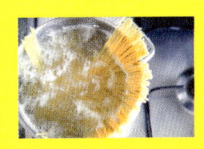

SALT

A. 塩水にするのは、味つけ のため。だから、必須でなくても OK！

パスタを茹でる時に塩を入れるのは、麺のコシを強くするためといいますが、1％程度の塩では、その効果はまったくありません。塩を入れるのはパスタに味をつける意味しかなく、塩分を気にするなら、塩なしが断然お得です！

2ℓのお湯で茹でるとすると20gの塩が必要ですが、後から味つけをするならぐっと少なくできます。パスタのソースに茹で汁を活用するなど使い道はありますが、塩気が気になる場合や、茹でるたび「こんなに塩を使うのか…」と感じていたなら、ぜひ「塩なし茹で法」にチャレンジを！

TIPS

塩は不要でも、たっぷりのお湯で茹でるのは必須！ お湯の量が少ないと、パスタを入れた瞬間に急激に湯温が下がり、表面のでんぷんが溶け出して水っぽい仕上がりに。グラグラと沸いたたっぷりのお湯の中なら、でんぷんがすぐに糊化するために食感がよくなります。

Q. 固めご飯とやわらかご飯、太りやすいのはどっち？

DOCCHI?

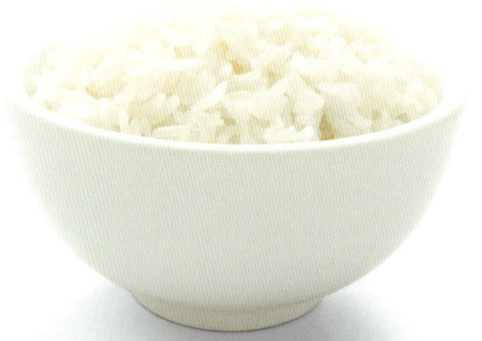

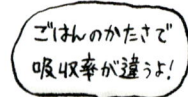

ごはんのかたさで
吸収率が違うよ！

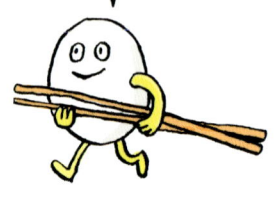

A. やわらかご飯 の方が、食後の血糖値は 上がりやすくなります。

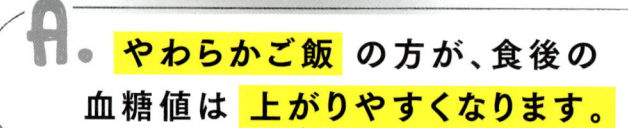

日本人の食卓に欠かせないお米。糖分が高く、糖質制限ダイエットなどではまっさきに「食べちゃダメ！」食品に。お米が太りやすいといわれるのは、食後血糖値が急激に上がり、脂肪を結合させるインスリンが多く分泌されるから。

でもちょっとした工夫で、この上昇は抑えられます。炊く時に水分を少なめにして、固めご飯にすること。米のでんぷんが消化しづらいものになるため、血糖値の上昇をゆるやかにします。

ただし、弱った体で効率よくカロリーを摂るために体調の悪い時はお粥などやわらかいご飯を。

TIPS

実は同じように、炊き立てご飯より冷めたご飯の方が、血糖値が上がりにくいんです。でんぷんが消化しづらい形に変化するため、消化にカロリーを使うので太りにくくなります。

お米がすべて糖質が高いわけではありません。たとえば国産高級米とカリフォルニア米を比べると、国産米は甘みをすぐに感じられるように糖になりやすく、血糖値が上昇しやすいのです。

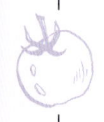

和菓子が「ローカロリーでヘルシー」は間違い！

洋菓子はたまの楽しみだったのに？

太るからとガマンしている甘いお菓子。どうせ食べるならカロリーの低い和菓子の方がいいと思いがちだけど、実はそれは間違いなんです。確かにケーキなどの洋菓子に比べればカロリーは低いですが、米や葛、小麦などでつくられる和菓子はほとんどが炭水化物。栄養が偏るだけでなく、食後血糖の上昇・降下も急激で、太りやすくなります。血糖値の乱降下の面でいえば、実は洋菓子の方がゆるやか。とはいえカロリーは高いので、甘い物がほしい時におすすめなのが、ポリフェノール、ビタミンE、ナイアシンなどのビタミン類、カルシウム、マグネシウムなどのミネラルを含むチョコレート。ナッツ入りならアンチエイジング効果も加わるのでさらにお得です。

お菓子の糖分は「全部カットするべき」というわけではなく、疲れた時や、脳を使い過ぎた時にはすばやくエネルギーになる上にリラックス効果もあるので、適量を賢くとり入れればOK。ただし、人工甘味料は脳の栄養にならないので、糖質ゼロだからといって大量に摂るのは注意が必要です。

和菓子とケーキの成分比較

皮（炭水化物）

あんこ（主成分は炭水化物）

クリーム（主成分は脂質）

和菓子

スポンジ（炭水化物・タンパク質・脂質）

ケーキ

和菓子の方が炭水化物の比率が大きいため、血糖値の上昇は和菓子の方が早く、急激に下がる。洋菓子も急激に上がるが、下がり方はゆるやか。

栄養を体に届ける技術は
ますます進歩する！

〜 東京慈恵会医科大学附属病院　栄養部 〜

「食べることは体をつくること」。
明治時代、多くの人が命を落とした脚気を改善するためには、
日常の食事で栄養を摂ることが重要であると説いたのが、
慈恵医大の学祖・高木兼寛博士。

その伝統を今に受け継ぎ、
体にしっかりと栄養が届く食事を
患者さんに日々提供しています。

本書では、ただ食べるだけではなく、
ちょっとした工夫と知恵でよりよい質の栄養を摂れることを、
長きに渡る経験をもとに紹介しています。
少しでも多くの人が賢い食事のコツをつかみ、
健康に暮らしていけることを願っています。

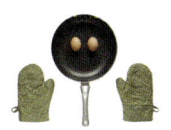

その調理、9割の栄養捨ててます!

INDEX

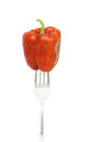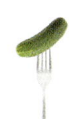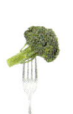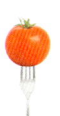

[監修]
東京慈恵会医科大学附属病院 栄養部

濱 裕宣
（はま・ひろのぶ）　東京慈恵会医科大学附属病院栄養部課長。レシピ本『慈恵大学病院のおいしい大麦レシピ』（東京慈恵会医科大学附属病院栄養部監修）など多数の健康レシピ本にかかわる。給食栄養管理と臨床栄養管理をバランスよく機能させ、患者の立場に立った食生活の向上指導にあたる。

赤石定典
（あかいし・さだのり）　東京慈恵会医科大学附属病院栄養部係長。『慈恵大学病院のおいしい大麦レシピ』などレシピ本のプロジェクトリーダーとして、栄養食事指導によって、病態改善・治療・治癒への貢献を目指す。

[栄養取材協力]

弥冨秀江
（いやどみ・ひでえ）　管理栄養士・産業栄養指導者。女子栄養大学生涯学習センター講師。株式会社ヘルスイノベーション代表。長年の病院・企業での豊富な指導・臨床経験をもとに、出版・執筆活動、企業の食品およびメニュー開発など、食事療法の新しい領域を創造する。

その調理、9割の栄養捨ててます！

発行日　2017年 3月 30日　初版第1刷発行
　　　　2017年 8月 1日　　第7刷発行

監修　東京慈恵会医科大学附属病院 栄養部

発行者　小穴康二

発行　株式会社世界文化社
　　　〒102-8187　東京都千代田区九段北4-2-29
　　　電話 03-3262-5118（編集部）
　　　電話 03-3262-5115（販売部）

印刷・製本　株式会社リーブルテック

撮影　武蔵俊介

イラスト　秋山貴世

アートディレクター　細山田光宣
　　　　　　　　　　（細山田デザイン事務所）

デザイン　室田 潤
　　　　　（細山田デザイン事務所）

編集協力　田尻彩子・尾上奈々恵
　　　　　（モッシュブックス）

編集　後藤明香

校正　円水社

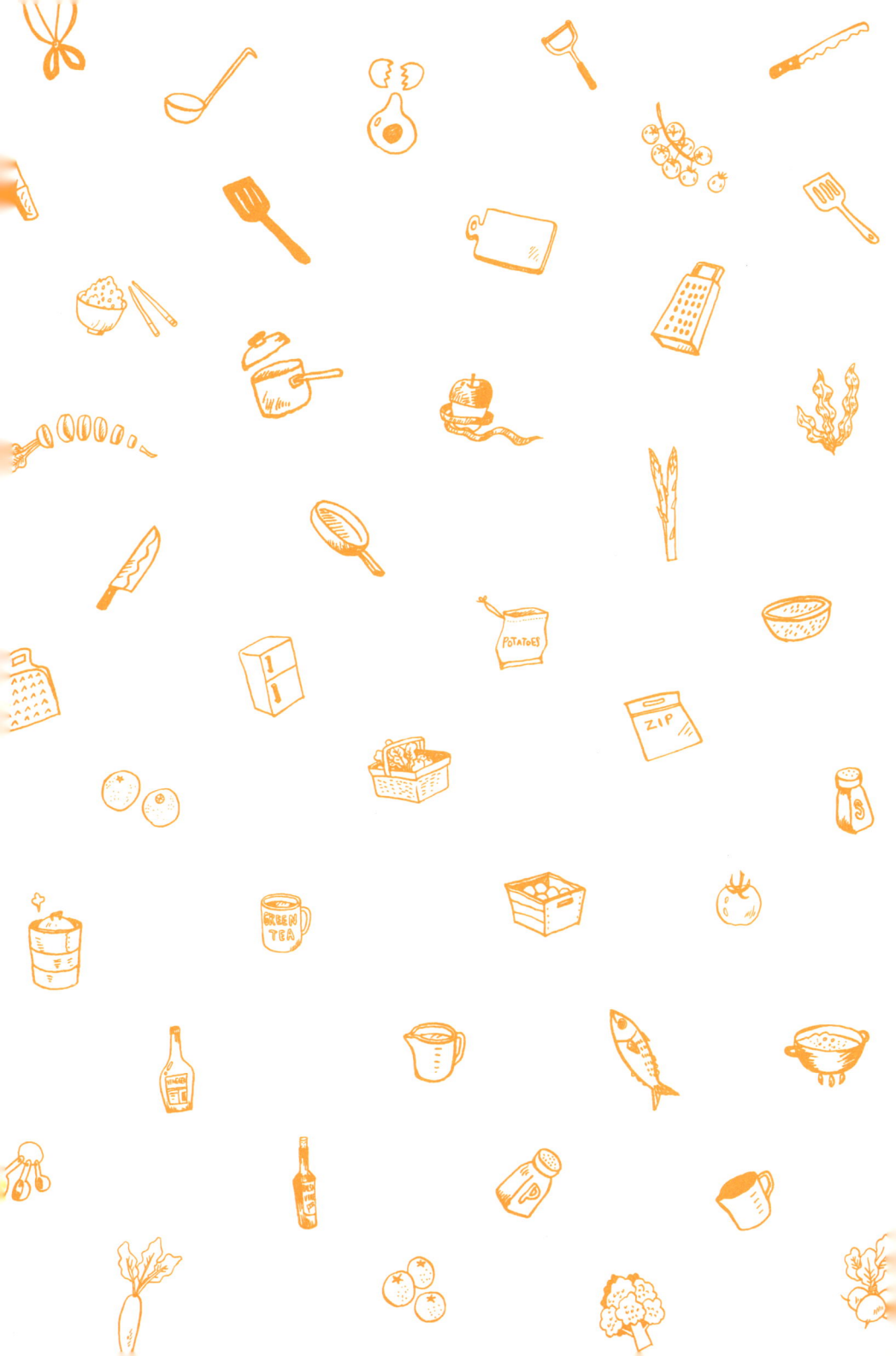

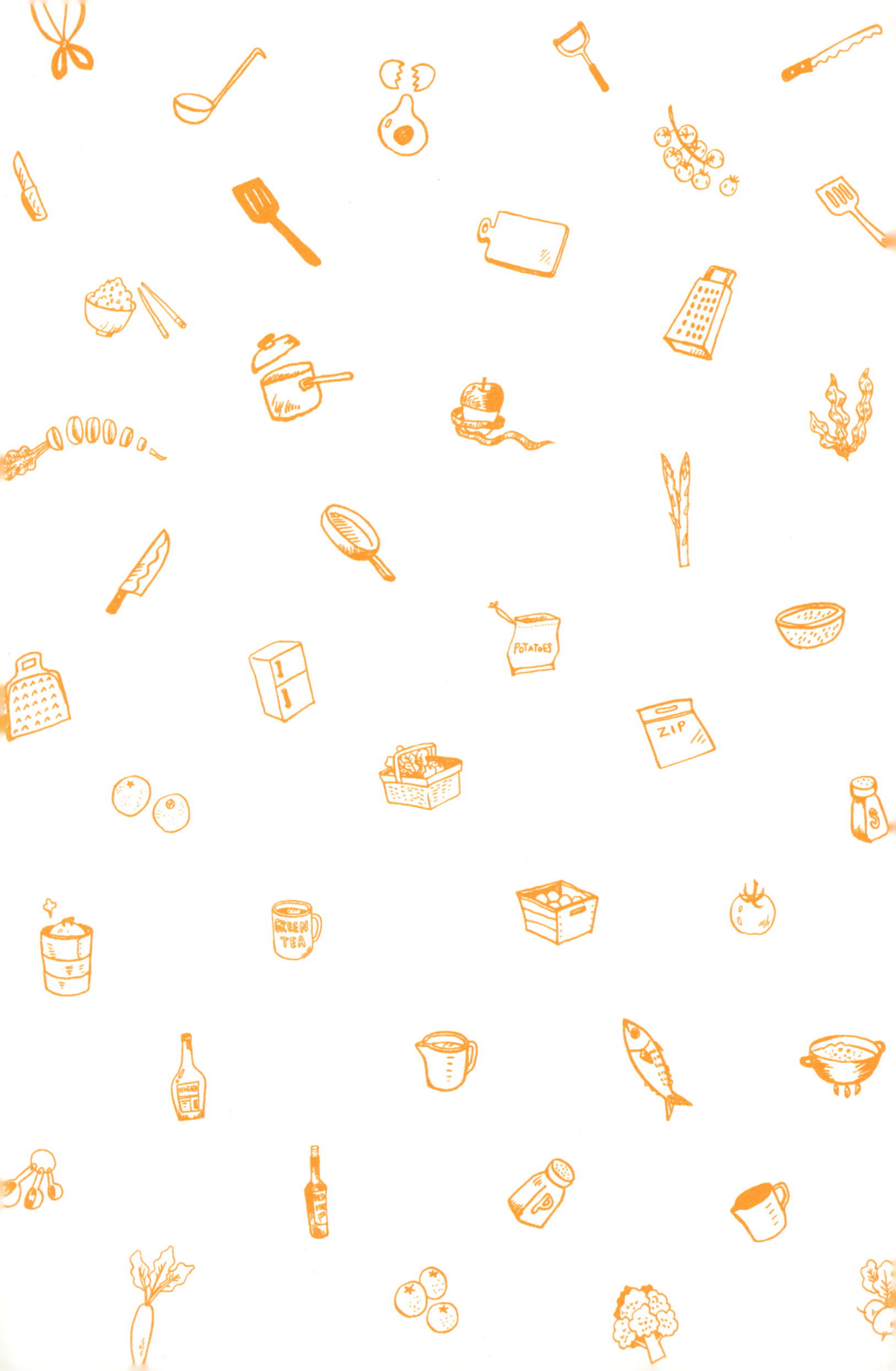